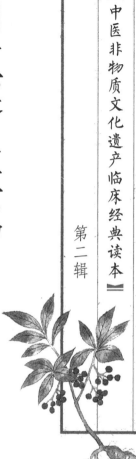

《中医非物质文化遗产临床经典读本》

第二辑

周慎斋医书

明·周慎斋◎著

李仲平◎校注

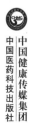

中国健康传媒集团

中国医药科技出版社

U0206184

图书在版编目（CIP）数据

周慎斋医书 /（明）周慎斋著；李仲平校注 . — 北京：中国医药科技出版社，2020.7

（中医非物质文化遗产临床经典读本 . 第二辑）

ISBN 978-7-5214-1741-8

Ⅰ .①周… Ⅱ .①周… ②李… Ⅲ .①中国医药学—中国—明代 Ⅳ .① R2-52

中国版本图书馆 CIP 数据核字（2020）第 060664 号

美术编辑 陈君杞

版式设计 也 在

出版　中国健康传媒集团 | 中国医药科技出版社

地址　北京市海淀区文慧园北路甲 22 号

邮编　100082

电话　发行：010-62227427　邮购：010-62236938

网址　www.cmstp.com

规格　880×1230mm $\frac{1}{32}$

印张　8 $\frac{7}{8}$

字数　207 千字

版次　2020 年 7 月第 1 版

印次　2023 年 11 月第 2 次印刷

印刷　三河市万龙印装有限公司

经销　全国各地新华书店

书号　ISBN 978-7-5214-1741-8

定价　32.00 元

获取新书信息、投稿、为图书纠错，请扫码联系我们。

周之干，字慎斋，明·宛陵人。生于 1508 年，卒于 1586 年，是明代著名的医学家。著有《周慎斋医旨》《周慎斋医案》均为抄本，《周慎斋先生三书》收入《医家秘奥》，由后人整理成《慎斋遗书》《慎斋医案》等广为流传。慎斋因自病而学医，精通脉学，擅长于内科证治。其学术思想主要为重阳、重脾胃，倡导"补肾不若补脾"。本书共 4 卷，内容主要有脉学、用药、方论、病证，涉及内、外、妇、儿各科，以内科疾病所占篇幅最大。以病症为提要，涉及理论、症状、方药、加减等，对中医临床工作者及中医院校师生研究周慎斋医学精髓，提高临床和理论水平，将大有裨益。

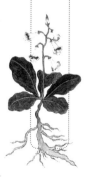

内容提要

《中医非物质文化遗产临床经典读本》

编委会

学术顾问 （按姓氏笔画排序）

马继兴　王永炎　王新陆　邓铁涛　史常永

朱良春　李今庸　何任　余瀛鳌　张伯礼

张灿玾　周仲瑛　郭子光　路志正

名誉主编 王文章

总主编 柳长华　吴少祯

编委 （按姓氏笔画排序）

丁侃	于恒	王玉	王平	王体
王敏	王宏利	王雅丽	孔长征	艾青华
古求知	申玮红	田思胜	田翠时	成莉
吕文瑞	朱定华	刘洋	刘光华	刘燕君
孙洪生	李刚	李君	李玉清	李禾薇
李永民	李仲平	李怀之	李海波	李超霞
杨洁	步瑞兰	吴晓川	何永	谷建军
宋白杨	张文平	张永鹏	张芳芳	张丽君
张秀琴	张春晖	陈婷	陈雪梅	邰东梅
范志霞	国华	罗琼	金芬芳	周琦
柳璇	侯如艳	贾清华	顾漫	郭华
郭新宇	曹瑛	曹金虎	黄娟	常地
谢静文	靳国印	翟春涛	穆俊霞	

出版者的话

　　中国从有文献可考的夏、商、周三代，就进入了文明的时代。中国人认为自己是炎黄的子孙，若以此推算，中国的文明史可以追溯到五千年前。中华民族崇尚自然，形成了"天人合一"的信仰，中医学就是在这种信仰的基础上产生的一种传统医学。

　　中医的起源可以追溯到炎帝、黄帝时期，根据考古、文献记载和传说，炎帝神农氏发明了用药物治病，黄帝轩辕氏创造脏腑经脉知识，炎帝和黄帝不仅是中华民族的始祖，也是中医的缔造者。

　　大约在公元前1600年，商代的伊尹发明了用"汤液"治病，即根据不同的证候把药物组合在一起治疗疾病，后世称这种"汤液"为"方剂"，这种治病方法一直延续到现在。由此可见，中华民族早在3700多年前就发明了把各种药物组合为"方剂"治疗疾病，实在令人惊叹！商代的彭祖用养生的方法防治疾病，中国人重视养生的传统至今深入民心。根据西汉司马迁《史记》的记载，春秋战国时期的扁鹊秦越人善于诊脉和针灸，西汉仓公淳于意善于辨证施治。这些世代传承积累的医药知识，到了西汉时期已蔚为大观。汉文帝下诏命刘向等一批学者整理全国的图书，整理后的图书分为六大类，即六艺、诸子、诗赋、兵书、术数、方技，方技即医学。刘向等校书，前后历时27年，是对中国历史文献最为壮观的结集、整理、研究，真正起到了上对古人、下对子孙后代的承前启后的作用。后之学者，欲考中国学术的源流，可以此为纲鉴。

这些记载各种医学知识的医籍，传之后世，被尊为经典。医经中的《黄帝内经》，记述了生命、疾病、诊疗、药物、针灸、养生的原理，是中医学理论体系形成的标志。这部著作流传了2000多年，到现在，仍被视为学习中医的必读之书，且早在公元7世纪，就传播到了周边一些国家和地区，近代以来，更是被翻译成多种语言，在世界许多国家广泛传播。

经方医籍中记载了大量以方治病和药物的知识，其中有《汤液经法》一书，相传是伊尹所作。东汉时期，人们把用药的知识编纂为一部著作，称《神农本草经》，其中记载了365种药物的药性、产地、采收、加工和主治等，是现代中药学的起源。中国历代政府重视对药物进行整理规范，著名的如唐代的《新修本草》、宋代的《证类本草》。到了明代，著名医学家李时珍历经30余年研究，编撰了《本草纲目》一书，在世界各国产生了广泛影响。

东汉时期的张仲景，对医经、经方进行总结，创造了"六经辨证"的理论方法，编撰了《伤寒杂病论》，成为中医临床学的奠基人，至今仍是指导中医临床的重要文献。这部著作早在公元700年左右就传到日本等国家和地区，一直受到重视。

西晋时期，皇甫谧将《素问》《针经》和《黄帝明堂经》进行整理，编纂了《针灸甲乙经》，系统地记录了针灸的理论与实践，成为学习针灸的经典必读之书，一直传承到现在。这部著作也被翻译成多种语言，在世界各地广泛传播。

中医学在数千年的发展历程中，创造积累了丰富的医学理论与实践经验，仅就文献而言，保存下来的中医古籍就有1万余种。中医学独特的思想与实践，在人类社会关注健康、重视保护文化多样性和非物质文化遗产的背景下，显现出更加旺盛的生命力。

中医药学与中华民族所有的知识一样，是"究天人之际"的学问，所以，中国的学者们信守着"究天人之际，通古今之变，成一家之言"的至理。《素问·著至教论》记载黄帝与雷公讨论医道说："而道，上知天文，下知地理，中知人事，可以长久。以教众庶，亦不疑殆。医道论篇，可传后世，可以为宝。"这段话道出了中医学的本质。中医是医道，医道是文化、是智慧，《黄帝内经》中记载的都是医道。医道是究天人之际的学问，天不变，道亦不变，故可以长久，可以传之后世，可以为万世之宝。

医道可以长久，在医道指导下的医疗实践，也可以长久。故《黄帝内经》中的诊法、刺法至今可以用，《伤寒论》《金匮要略》《备急千金要方》《外台秘要》的医方今天亦可以用，《神农本草经》《证类本草》《本草纲目》的药今天仍可以用。

或许要问，时间太久了，没有发展吗？不需要创新吗？其实，求新是中华民族一贯的追求。如《礼记·大学》说："苟日新，日日新，又日新。"清人钱大昕有一部书叫《十驾斋养新录》，他以咏芭蕉的诗句解释"养新"之义说："芭蕉心尽展新枝，新卷新心暗已随，愿学新心养新德，长随新叶起新知。"原来新知是"养"出来的。

中华民族"和实生物，同则不继"的思想智慧，与当今国际社会提出的保护和促进文化多样性、保护人类的非物质文化遗产的需求相呼应。世界卫生组织 2000 年发布的《传统医学研究和评价方法指导总则》中，将"传统医学"定义为"在维护健康以及预防、诊断、改善或治疗身心疾病方面使用的各种以不同文化所特有的理论、信仰和经验为基础的知识、技能和实践的总和"，点明了文化是传统医学的根基。习近平总书记深刻指出："中医药学是中国古代科学的瑰宝，也是打开中华文明宝库的钥匙。"这套丛书的整理出版，也是为了打磨好中医药学这把钥匙，以期打开中华文明这个宝库。

希望这套书的再版，能够带您回归经典，重温中医智慧，获得启示，增添助力！

中国医药科技出版社

2019 年 6 月

校注说明

一、版本选择

此次点校，以中国中医科学院图书馆馆藏清代手抄本《周慎斋医书》为底本，以明·江东·周之干慎斋著述，后学曹炳章赤电校点《慎斋遗书》、北京翰文斋《影印明抄本周慎斋先生医家秘奥》为校本。

《周慎斋医书》涵盖了大部分《慎斋遗书》和《医家秘奥》的内容，但叙述顺序及重点又不尽相同，其更注重临床医案。因其为手抄本，在目录卷三中从"火症"至"风癣"、卷四从"小儿杂症"至"痢疾"，虽目录中出现但正文中却缺如，为了尊重原著作的真实性和可靠性，故本次校对，不从其他书中补录，目录与正文保持一致，特此说明。

二、点校方法

1.原书为繁体字竖排版，现改为简体横排版，故原文指方位的"右""左"，均相应地改为"上""下"。

2.校勘采取对校、本校、他校、理校综合运用的方法，以对校、他校为主，辅以本校，慎用理校。

3.底本与校本文字不一，如显系底本错讹而校本正确的，则根据校本改正，并出校注；若属校本有误，而底本正确的，则不改；底本与校本文字不一，但文义接近或相同，不出校注；对难以确定何者为是，校本有一定的参考价值，或两者均有可取需要并存者，出校注，说明互异之处，但不改底本原文。

4.对于底本中的异体字、繁体字、俗字均直接改为通行简化字，不出校注。如"畜"改为"蓄"、"當歸"改为"当归"、"扁畜"改为"萹蓄"。通假字"止"改为"只"、"已"改为"以"等。

限于学力，在点校中难免有谬误之处，恳请读者不吝赐教为幸。

校注者

2020 年 1 月

目 录

卷二

🌸 卷四

卷　一

脉法

凡脉，左手气中之血，右手血中之气[①]。

左手寸脉旺，右手尺脉亦旺，是君不主令，相火代之，宜六味地黄丸主之。如单左寸旺，生脉散加茯神、远志、酸枣仁。相火上入心部，宜壮水制火。心火自旺，清而敛之。心火盛，敛而下之。相火盛，养而平之。

右手寸脉旺，左手尺脉亦旺，清肺为主，生脉散加当归。如单左尺旺，六味地黄丸。如单右寸旺，清肺，金被火克，不能生水，水涸则火起。肺肾俱旺，于生脉散加当归，滋木以及水也，兼六味以养之。

左一本作右尺旺，六味地黄汤。左右尺俱旺，亦六味地黄汤。

右尺微细，八味地黄丸。左右尺皆微细，亦八味地黄丸。寸脉旺，两一本作下字尺微细，六味地黄丸。二尺微细，俱系肾水不足，阴水不升，阳火不降。

---

① 左手气中之血，右手血中之气：《医家秘奥》作"左手血中之气，右手气中之血"。

两寸①脉浮而无力，宜补上焦，用补中益气汤。上焦元气足，其火自降。两尺脉浮而无力，宜补下焦，用六味地黄丸。下焦元气足，其气上升。寸属上焦，无力属虚，浮者气虚，不能下降也。尺候下焦，无力属虚。浮者阳②—一本作阴气，不能上升也。

两尺脉数，是为阴虚火动。

两寸洪而有力，宜降火，凉膈散、黄芩芍药汤、导赤散。两尺洪而有力，宜滋阴，黄柏、知母之类。有力属火，无力属虚。

两寸豁大无力，宜大补。肺脉豁大，须防泄泻。内伤泄泻遇此脉者，难愈。

两尺豁大无力，宜升阳散火汤。两尺无力，系肾虚，不可徒用升散，宜兼用固本。

寸脉微细者，温补，阳气不足也。

尺脉微细者，温暖，阴气虚寒也。

尺脉浮沉俱有力，宜下；无力，则为虚，宜补。寸脉浮沉俱有力，宜汗；无力则为虚，宜升。寸脉细微，阳不足，阴往乘之，补中益气汤加羌活、防风；两尺洪大，阴不足，阳往乘之，补中益气汤（一本作六味地黄丸）加黄柏。左脉弦滑有力，热不退，四物汤加黄柏、知母、小③柴胡之类。右脉弦数无力弦为木克土，数为脾阴不足，血枯之候，补中益气汤，或补脾阴不足。左病右取，右病左取，上病下求，下病上求。

内伤，左脉短细而涩，右脉浮大而虚。左为气中之血，阳

---

① 原作"尺"，今据《医家秘奥》改。

② 阳：《医家秘奥》作"阴"。

③ 小：《医家秘奥》无"小"。

中医非物质文化遗产临床经典读本

气下陷，不能生阴故血枯，而脉细涩也。右为血中之气，脾胃亏损不能生金，故气虚而脉浮大也。

左尺浮紧有力，伤寒，宜解表，汗出即愈。但有力不紧，清心莲子饮或五苓散利之；无力则为虚，六味地黄丸。沉实为寒，沉迟为虚，宜温宜补，破故纸、肉苁蓉、锁阳、大茴香之类，当消息用之。沉弱微则为虚，不宜直补。所谓补肾不若补脾者，正与此同。或十全大补汤佐以补肾之味。沉数周本作沉细，阴中无阳，八味地黄丸。紧属有力、属热，数为阳虚。仲景以弦脉为阴，叔和以弦脉为阳，然须辨弦中或迟或数，而后阴阳始定，弦迟为阴，弦数为阳，弦滑为痰饮。若久病，左尺浮大，宜滋肺气，保元汤加白芍、茯苓、五味。

右尺浮而有力，系邪火[①]，后必泄泻，喘促而亡。浮而虚，补中益气汤。沉而迟弱无力，命门无火，宜大补阳气。数为虚损，难治之症。浮为阴虚，有力为邪火。泻下虚不固，喘不能纳气归原。浮而虚，阳气下陷。数则为虚，见于命门，则真气绝矣。

右尺洪而有力，六味地黄丸；无力，十全大补汤；沉细，八味地黄丸。左尺沉细数，亦用六味地黄丸。二尺浮大，肺气先绝。浮大虽属肾虚，乃是肺先绝，不能生肾。

左尺微细不起，右尺带数或浮大，病名虚损，调治必二三年方得愈，气血内伤。

凡浮大之脉，见于右尺者，俱是假火。假火，按内伤施治。浮弦之脉芍药敛之，使下。

右尺阳中之阴，若沉细数，阳中之阴虚也，当救其阴，六味地黄丸。若浮大而有力，阴虚火动，四物汤加黄柏、知母，

---

① 火：《医家秘奥》作"脉"。

或六味地黄丸加生脉散。若浮大而无力，当责其无火，宜补中以扶阳，保元汤；用黄芪必用肉桂，一敛一散；浮大而见豁，亦宜保元汤之类。右尺非阴也，阳中略有阴耳。若沉细数，右尺不足也，而些需之阴益虚；左尺非阳也，阴中略有阳耳，若沉细数，左尺不足也，而些需之阳益虚。

左尺阴中之阳，脉沉细数，阴中之阳虚也，当救其阳，八味地黄丸。浮大而有力，伤风外感，发表散邪。浮大而无力，当责其无水，补中益气①；浮大而见豁，阴气将绝，难以取效。顾马文云：左尺为肾水，阴也，属坎，坎之象，一阳在其中，水生木，木生火，木与火，皆阳也；右尺脉为命门火，阳也，属离，离之象，一阴在其中，火生土，土生金，土与金皆阴也。故肾无阳则寒凝之，水不能生万物。命门无阴，则火势炎灼，而万物就枯。治病者，持其水火之偏胜，如肾水不足，用六味地黄丸以壮水之主，必借地黄之甘温；命门火衰，用八味丸以益火之源，必资熟地之滋润。

两尺无脉，是为无根，将有痰厥之患；两寸无脉，是为气闭，则有阴阳不升降之忧。

凡虚损痨病俱见于右尺，伤风外感俱见于左尺。左尺不见太阳，内伤劳役无疑。肾脉重按无力不清，中气不足。左尺属太阳，浮紧、浮缓，太阳伤风寒之脉也，无此二者，俱为内伤。

脉沉而有力，大便秘者，用承气汤；沉而无力，大便秘者，芎归枳壳汤。凡脉沉而带数，阴中伏火也，宜泻阴中伏火，六味地黄丸之类。豁大无力，阴犹未绝也。倘豁大有力，三月后必亡；泄泻见此脉者，亦不治。豁大气虚无力，则无火，故阴

---

① 补中益气：《慎斋遗书》作"宜地黄丸"。

未绝，阳犹有附；豁大有力，气化燥火，阴气已绝，孤阳飞去，故不治。

凡杂病伤寒老人，见歇至^①脉者，俱将愈之兆。唯吐而见歇至脉者，必死之症。病后见歇至脉者，邪气去正气虚也。吐属肾_{周本作胃}见歇至脉者，肾气断绝不续，故必死。

胃脉见豁大，保元四君子汤，加麦冬、五味。见于脾脉，保元汤加干姜、白术。见于大肠脉，八珍汤加黄柏、知母。见于肺脉，八味地黄丸。见于小肠脉，六一散或车前子、木通等药。见于心部脉，大补阴丸。见于肝部脉，四物汤加黄柏、知母。见于胆部，黄连泻心汤。大凡豁大之脉，须沉缓者，可治，沉则胃不绝，缓则脾不绝。倘非沉缓，其何能药。胃为阳气之根，沉则根犹在，阿阿缓若春杨柳，是善状，脾胃者也。六脉咸此象，俱有胃气。

凡歇至脉，若至数长短不齐者，无妨。若定于至数而一歇者，是一脏气绝，必死。

凡脉豁大，外有火；沉细，里有火。六脉俱有火者，宜八珍汤和之。脉大，亦火之使然。

凡诸病脉，不大不小，不长不短，无短数、细紧、豁大，治病何难？脉宜缓，缓为脾之本脉，缓而有力为太过，缓而无力为不及。若脾部见弦脉，弦属肝木，木克土，为木乘土位、中气不足所致，是从所不胜来，为贼邪也。若见沉细，沉细属肾水，土克水，是从所胜来，为水侮土也。见短涩，短涩属肺金，土生金，是从前来，为实邪。见洪大，洪大属心火，火生土，是从后来，为虚邪。凡看脉，先认定本部脉形，若兼别部脉形，或从所生来者，或从所克来者，以五行之理推之，庶断病无差。周本此段见内伤脉。

浮沉迟数弦紧洪，有力实无力虚。狂言乱语沉细死，无言无语缓莫疑。凡宜和解后归脾，再审气血痰调治。不过参苓芎归里，再加茯苓甘芍地。应用陈皮和八珍，更全表里为极是。

凡脉浮大数，或两手浮大数，或轻按浮大，重按虚小，或肾脉重按无力不清，此皆中气不足。微紧、微弦、微数，皆系脾胃不足。

弱紧之脉，表里俱虚弱，为中气不足。紧为肺气不卫，风寒，为气血不足。

中气与脾气，不可不辨，然相为倚依。脾气健，则中气实而空；脾不运，则中气虚而实。

凡脉沉迟，冷汗出，险；沉细，冷汗出，死；洪大，冷汗出，立死。冷汗，阳虚。沉迟、沉细，阳虚之脉。细甚于迟，故有险、死之别。洪大，阳虚脱矣，故云立死。

凡脉洪滑，系阳脉，无病[1]则为富者脉。洪大、浮大，俱为病脉。沉细系阴[2]脉。沉迟，寒；沉数，热。倘沉实、细、数，俱为病脉。

如脾脉短[3]数，肾脉重按无力不清，外无表证，宜补中益气。尺脉大于寸脉，阴盛阳虚，宜汗。寸脉大于尺脉，阳盛阴虚，宜下。尺脉浮大[4]有力，宜表；无力，补中；沉而有力，滋阴降火；沉而无力，地黄丸之类。汗之者，升之也。下之者，降

---

[1] 病：《医家秘奥》作"痰"。

[2] 阴：《医家秘奥》作"阻"。

[3] 短：《医家秘奥》作"顿"。

[4] 大：《医家秘奥》作"而"。

之也。两寸脉一样，宜八珍汤。上焦气滞加陈皮，有痰加半夏。

左脉微弱，右脉豁有[1]力，用六味地黄丸加五味子、干姜、益智。

右脉豁大有力，阴火起也。左脉微弱，血不足也。六味壮水制火，加下三味，敛火归原，不使水寒于中也。

右尺大，君不主令，相火代之。邪火不杀谷，宜温火生土之药，六味地黄丸加干姜、五味、益智。邪火不杀谷，土中无正火也，单用六味丸，则火退而土亦寒，加此干姜三味可以退邪火，温正火，咸正罔缺。

命门脉起，用茯苓、苡仁，引火下达。

血证，脉见豁大无力，可延；短数、细数、紧数，豁大有力，不祥之兆。

豁大气虚有火，无力者和软也，胃气犹在，有力则无胃气，短则气病，细则无水，紧则表之阳虚，数[2]则里之阴虚。

凡脉见数，为胃气不足，宜单补脾阴，以养胃气可也。

凡身热自[3]汗，俱属血分虚。若脉浮大无力，作阴虚治之，必不效。

惟脉浮大有力者，六味丸加人参，或作汤剂服之亦可。浮大无力，阳气，宜补中益气。浮大有力属火，故宜六味丸，壮水以制之。休缘云：若洪大有力之脉，用六味地黄汤而不加人参，即火退而脉必涩。

下部脉见数，不得用干姜，宜用附子升提[4]；上部见数宜干

---

① 有：《医家秘奥》此前有"大"。

② 数：《慎斋遗书》数前有"细"字。

③ 自：《医家秘奥》作"有"。

④ 提：《医家秘奥》作"起"。

姜，以其温中达下也。脉数，则无火，是邪火有余，真火不足。干姜敛火归原，下部有火用之，则火固而不散。

凡虚损见数脉，为胃气不足。若转缓弱，为胃气生发之象，盖缓则有宽裕不迫之意，弱则有软嫩和柔之态，象少阳春生之景也。

脉紧，犹有胃气。脉数，则无胃气。

凡脉，浮取不得，为阴中之阳虚；沉取不得，为阳中之阴虚。未至而至者为实邪，应至而不至者为虚邪。

假如心脉洪大，命门脉亦洪大，君不主令，相火代行其事，宜补中益气汤加附子。前云：左寸右尺旺，用六味地黄汤者，实火正治也。此云补中加附，乃内伤虚火，补而从治之也，必洪大而无力，方敢用附子，否则不敢。

命门脉不起，是为心之正脉，主富；匀净，主贵；沉小，亦是正脉。豁大，心包络少血，宜归脾汤之类，为短为涩，俱是心包络不足。

肝脉弦长脾脉短，是为脾阴不足，宜山药、莲子、五味子之类；带数，中气不足，补中益气汤此肝木克脾土之象。

脾脉缓，但肝脉或弦，或紧，或弦紧洪数，俱从肝治之。脾不病，肝自病，故单从肝治之。

内伤，左脉弦紧，先用温肺汤二三剂，肺气旺，邪气散，而后可用补中益气汤也。

脉紧数者，紧为表之阳虚，数为里之血虚。细数者，细则无水，数则有火。短数者，短为肺气虚，兼之以数，则火克金矣。迟一点者，气血俱虚，不能周流，浮有沉无，阳气将脱。

肺脉短涩，心脉浮洪，宜利小便。肺脉浮大，或豁大，或微细，纵心脉不平，亦当从肺治之。心火来克肺，宜泻心火，肺受克，宜从肺中泻火，若单治心，肺病不除。

鼓胀病，得洪大脉，是阴病见阳脉，易治；得短数脉，是阴病见阴脉，阳气太虚，为难治。《经》云：阳病见阴脉者死，谓阳衰而邪盛也；阴病见阳脉者生，谓邪退而阳得复也。阳之重也，如是夫。

脉弦，如弓弦之不移，紧如转索，往来不定。

仲景云：阳脉涩，阴脉弦，法当腹中急痛。尺为阴，寸为阳，阴脉弦者，水挟木势而侮土也。阳脉涩者，阴寒格阳，气分有伏火也。火郁于上水盛于下，故腹中急痛，建中汤，芍、草和中，肉桂退寒水而除阴脉之弦，姜、枣辛甘行阳气，而除阳脉之涩。

浮而有力，当汗；无力，当温；沉而有力，当下；无力，当温补。

凡豁大之脉，俱是阳虚。

沉而紧数，属于热，脾阴之不足也，四物、黄柏、知母之类。沉而短数、细数，俱从内治之。沉，候里也。

脉见于右手不平者，莫作外感有余治；脉见于左手不平者，莫作内伤不足治。左曰有余，右曰不足。

若脉浮大数，宜于气分中佐以血药。若沉数[①]之脉，宜于血分中兼以气药。浮主气，沉主血。

人之为病，虽曰不过寒、热、虚、实四者，而亦多兼见焉。热则流通，凡浮、大、数、长，皆热也。寒则坚凝，凡沉、小、迟、短，皆寒也。实则形刚，凡实、滑、弦、紧，皆实也。虚则形柔，凡虚、涩、濡、缓，皆虚也。

---

① 数：《医家秘奥》作"细"。

浮为在表，沉为在里，大数为热，小迟为寒。长为热流通，短为寒凝结。实为邪气实，虚为正气虚。滑为血热有痰，涩为血虚有郁。弦紧为痛，弦[①]坚为积聚。濡缓为湿，缓大为湿热。

凡右关脉，缓而有力，乃胃强脾弱。白术一钱、白豆仁三分、甘草五分、陈皮五分半，研末，肉汤调服。

凡细脉宜沉细而起，为阳虚之渐。转沉为数，痨病不治之症，脉在中，不死。

两尺无脉，是浊阴在上，痰凝气闭，肺不下降，金不能生水，而成痰厥。《经》云：上部有脉，下部无脉，其人当吐。盖浊痰涌出，上部空虚，肺气下降于肾，少阳上升于巅，吐中具有生发之意。

上焦虚，保元汤；中焦虚，补中益气汤；左尺沉弱，六味地黄丸加肉桂；右尺沉弱，八味地黄丸；洪大，六味地黄丸。

凡关脉旺，寸尺细数，此中焦遏郁也，上必头眩欲吐，下必足痿弱，药宜升发，赤茯为君，泄中焦之郁湿，臣以苏叶，佐以羌活、陈皮、半夏，以舒发之。

凡肺脉大，气喘，下部脉细弦数微，此阳气上升而不降，内寒外热，下寒之症，宜参、桂、芍、赤茯、半夏各一钱、干姜三分、五味、炙草各二分，以收敛阳气下行。

保元汤论

有汗用蜜炙黄芪，无汗煨用，胃虚米泔水炒用，表恶寒酒炒用，嘈杂乳制。表虚芪多，里虚参多。泻火生甘草，健

---

① 弦：《医家秘奥》作"短"。

脾炙甘草。热①甚，芪、草多，无汗加羌活、防风、升麻、柴胡、干葛；久病热不退，去表药，只用保元；血虚，加当归；脾虚，加白术；渴，加麦冬、五味，虚烦亦加；不睡，加炒枣仁；头痛，宜补中加川芎、蔓荆子；小水不利，加牛膝、茯苓；心神不安，加茯神、远志、枣仁；退热，重用参、芪；虚而火动，少加黄柏；小便不通，或赤或白，加黄柏、香附、知母酒浸—两、肉桂—钱为末，滚水调丸，空心服百丸，小便下异物为验；腰痛，姜汁炒杜仲；恶寒，加肉桂；恶心，加干姜；自汗虚汗，加附子。内伤发热不退，莫如补中益气加附子，芪、草倍之，甘温除大热故也。腹胀痛，恐成中满，补中加附子、姜、桂、吴萸、青皮、麦芽、神曲、枳壳之类。脉随手虚浮，加羌活、防风、茯苓，风能胜湿故也。去病之药，不可多服，能泄真气。人无气不生，气常有余，血常不足，此药非补气也，乃补血中之气耳。血无气不行，何须保元。盖独阴不生，独阳不长，故言保血之元气耳。人禀天地之气，犹恐阳陷于阴分。常使胃有春夏之令，不可使有秋冬肃杀之意，故宜大升、大举。清阳发腠理，浊阴归五脏。比如天之包地，使天之元气不足而有陷，则地无生生之意。天气升，则地气长，犹天降霖雨而从下滋生元气，万物生长，各得其所。人赖天地之气，以血为主，胃乃生血之源，若元气不足，陷于阴分，则血不生长化而为火，变异无常，人死莫知其故何也。人天庭属阳，下体属阴，天庭一倒，其死甚速。上阳不生，则阴气厥矣。自古圣人，与天地合德，常怀生生不已之意。故大升大举，天之阳气上升，即地之阴气不绝，人之阳气升举，则血散布于四体，何病之有？倘阳不升，

---

① 热：《慎斋遗书》作"汗"。

则气凝滞，诸病生焉。医者，常体圣人生发之意，不使气血有偏，气血冲和，效用无穷。圣人亦不过升降浮沉之法耳。医者，必要参透仲景、河间、东垣，始为不差。

温肺汤论

温肺汤，金浮水升也。细辛、五味、肉桂皆所以温肾，肾水温暖则气上行，气即水中之金，是金浮，所谓云从地起也。上行之气，熏蒸于肺，停而为津液者，复化为水，是水升也，所谓水从天降也。温肺汤，木沉火降也。温肺则金旺，金旺则能平木，木有所畏，收敛下行，是谓木沉。木既沉，火自降矣。木者，火之母也。木浮则火在上，而肾水寒；木沉则火在下，而肾水溢。

筋骨痛，木妄行也。木之旺，金之衰，治宜温肺。

凡脾不足者，上焦必有痰，宜先用温肺汤一二剂，开豁痰气，后方补脾。若遽用人参、四君子等药，恐反助邪气，而动火也。

二陈汤论

治一身之痰，欲下行加引下药，欲上行加引上药。痰清属寒加半夏，甚者加麻黄、细辛之类。痰厥头痛，倍加半夏。食积痰，加神曲、麦芽、山楂、枳实、炒黄连。湿痰倦怠，加白术、苍术。风痰，加白附子、南星、片芩、天麻、僵蚕、皂角之类。中气不足，加人参、白术。热痰，加黄芩、黄连。痰因火甚逆上，降火为先，用白术、黄芩、黄连、石膏之类。血虚有痰，加天冬、知母、瓜蒌仁、香附、竹沥、姜汁。带嗽者，再加黄芩、白芍、桑皮。眩晕嘈杂，火动其痰也，加栀子、黄连。内伤挟痰，加参、芩、白术，用姜汁传送，虚甚加竹沥。脾虚宜清中气，以运痰降火，加白术、白芍、神曲、麦芽，兼用升麻提起。痰在胁下白芥子以行之，在四肢加竹沥，在经络亦用竹沥，必佐以姜、韭汁，在皮里膜外加芥子、姜汁、竹沥，气热用荆沥。

加减二陈汤

治痰饮，或呕吐、恶心、头眩、心悸、中脘不快，或寒热，或伤生冷，脾胃不和。

丁香一两　半夏五两　茯苓三两　炙甘草一两五钱

每服四钱，生姜三片、乌梅六枚，治痰痞加草蔻一两五钱面煨。

认症

凡有热病，喜热饮食，睡卧不得，衣被不可近者，俱是阳虚之病。

睡卧不得，阳不潜藏也，衣被不可近，阳虚燥越也。

凡泄泻、肠风等症，小肠薄，不能传送，故渗入于大肠。干燥等症，大肠虚不能润泽，故涩滞而难出。

虚损病，多死于巳月。脾胃病，多死于亥月。

脾实，食消肌滑；脾虚，体瘦，肢不举。

脾虚食不磨，有宿食则酸；胃虚饮不消，有宿饮则嘈。

汗至颈而还者，阳不发越；至脐而还者，阳气将动；至足者，阳气周流一身，病将自愈。

肺病则周身不摄，脾病则四肢不举。

凡浑身胀痛，俱属阴分血亏，大热亦属血分。微寒微热，或有热不退者，汗至颈而还者，俱属[1]气分。气分宜补中益气汤，见症加减；血分宜归芎汤加肉桂，或四物汤加麻黄、肉桂。胸中胀满胸胀满，血虚也，四物汤加紫苏梗，效。

口不知味，有实热者，亦有虚热者。

口不知谷味，中虚可知。盖谷气，入脾胃，中气赖以养也。不喜，非不足而何？二者各自不同。

中气实则空，空则上通下达；中气虚则实，实则痰凝气滞。

如扑打损伤，服破血药，血不能去者，必成中满，其毒气入脾故也。

凡有表证，俱属里虚。

凡肝热左颊先赤，心热额先赤，脾热鼻先赤，肺热右颊赤，肾热腮先赤。

五味主病

凡痰咸，属肾，为寒。口苦，属心，为火。口干，将发黄疸。口淡，为胃气虚。眼黄者，脾经湿热也。黄乃土之色，痰色亦然。四肢倦怠，脾湿使然，宜用苍术。

亢则害承乃制

以下犯上谓之亢，在上益下谓之济。水火相济，无病多寿。

---

① 属：《慎斋遗书》作"是"。

以一气言，水生木，木生火，火生土，土生金，金生水，生生不息。以六气言，水乃木之化源，木乃火之化源，火乃土之化源，土乃金之化源，金乃水之化源，此克化自然之理，万物生长之义。倘火若亢拒，则害所承之水，金气将绝。木火交攻，则土无气。木行火地，则成灰。火亢，土燥，金无养，水无生，亢则害承，而所承之水，反被火土涸干。所亢者极盛，所承者极衰。虽有一杯之水，能救车薪之火乎？此是火亢。金亢亦有之，何也？金火济制之义。金虽畏火，金无火不明，以赖其所养。倘金亢拒，水行金地，则成冰，金坚水冻，火无养，土无生，亢则害承，所承之火，反被金土逼光，金水坚冷。虽有一线之火，能敌金水之坚强乎？五脏以二脏论之，引而申之，触类而长之，以免后亢承之难明。

《素问》以承制亢，言其平也。此说，以亢害承，言其变也。不观其平，不知五行生化之妙。不达其变，不知五行亢极之祸。

亢则害承乃制之语，周皆以克为生，此语甚妙，即义以成仁意也。仁即全体之义，义即逐事逐物之仁，此论甚妙。

丙与辛合，方能化水。若火亢，则伤金，而水之化源绝矣。甲与已合，方能化土，是木与土合，而后土得化也。火能生土，必火来生土，而土得生也。今木不与土合，则木亢而成灰。今火不与土生，则火炎而土燥，土燥则所承之金，无所养矣。

人之一身，生死系乎脾胃。凡伤寒杂症，一切不忘乎脾胃调理，始免杀人之咎。东垣言：补肾不若补脾，此之谓也。论木乃水生，江河溏海未见生木。若木赖土生，土克水中少阳木也，滋生元气，则木有生生之意。故曰：水生木。若金衰水涸，木克土，土克水，故土木无水克，脾土涸衰，金先绝矣，是木行火地，则成灰已矣。泻其有余，因不足者，泻之。补其不足，因有余者，补之。假如木气胜，便是火旺，则肺有亏，当补脾以救金。即所以滋阴，泻南以补北，则肝自平，金无克，则肺自清矣。木不求平，而自平矣。

亢则害承

前篇论亢之害，此篇论制之法。

内伤每中气不足，错用仲景法，气血益衰。何则伤风、咳嗽、吐红，或疟痢，若不辨虚实，照常例治之。脾土有亏，金先受害，木为邪逆，则心不主令，相火代之矣。夫我克彼，以赖其生。金能克木，则木不亢，不亢之木克土为才是我生也。若脾阴之不足，责其无水，元气不足，土衰不受克，肺气先绝。金即绝，木斯亢，既亢之木，克我为贼，木亢则火生，火生则金害，是亢则害承，承者金也，当是之时，宜滋阴降火。脾为至阴，脾主阴血，古云：补肾不若补脾。

脾之元气足，则胃有生发之气。坤土属金，金浮则木沉，木沉则水降，木火不求平，而自平矣。阴从阳生，土爱暖而不爱寒，故曰参、芪、草，甘温除大热。又曰：二尺属肾，恐金虚肾不纳气，左尺弱右尺大，六味地黄丸主之。左尺沉右尺弱，八味地黄丸加之。保元，虽有热，责其无火，不但木亢，金亢亦有之。万物赖阳而生，从土而发。土不得阳，则不能克水，水无以化生，水反来侮土，土自救无暇，何能复生金乎？金水坚刚，则成冰矣。虽微火未尽，亦不明也，岂能敌金水之坚强乎？急宜姜附、桂附、参附救之，救之而不愈者，有之，未有不治而能生者也。

除虚损外，气血有偏盛之患。或外感，而后传热在内，遵仲景法无过于此。杂病，气血俱全，有邪相干，热则芩、连、栀子之类，血热四物加黄柏、知母之类，或饮食所伤，木曰曲直，二陈香燥辛辣行治理之法。若内伤，中气不足，虚损，气血两虚，用之则气血有亏，切宜斟酌。

此道，要参透仲景、东垣、河间心法，方用不差。古云：泻其有余，因不足者泻之。补其不足，因有余者补之，何以言之？假使木气盛，则肺气有亏，当泻南方，以制肝，使火无相克，则肺自清矣。若金不足，因火盛，火盛则水亏，脾土因亢拒而不生，当补脾以养金，滋阴以降火，则水自生，而血自长。土常不足，更无有余。气血中①和为上，偏盛者乃邪胜也，非气血有偏盛也。泻其有余，是泻其邪也。因邪气反胜正气不足，当祛邪以存正。补其不足，以补正也，因正气不足，邪从虚入，当扶正以却邪。气血均平，邪从何入？气有余非言气而言火，因血不足，气渐长，气化于②火，五脏空虚，烧铄③真阴，为害甚大。人之一身，以血为主，血以气为先，当补血中之气，四物加肉桂。气以血为主，当补气中之血，保元加减法。治病不可忘血，亦不可忘气。忘血则四肢不能用脾也，忘气则体无管摄肺也。互相周流，生生不息，平和之药，气血流畅，宜多不宜少。寒热之药，不过却病，宜少不宜多。多则大伤脾胃，切宜谨慎。虚中有实，正虚便生实邪。实中有虚，实邪皆因虚至。实以泻为补，虚以补为泻。言不能尽，人当神而明之可也。东垣脾胃胜衰论，用药禁论，熟读为妙。脾胃不足，当责其无阳，亦有

---

① 中：《慎斋遗书》作"冲"。

② 于：《慎斋遗书》作"为"。

③ 铄：《慎斋遗书》作"烁"。

阳亢热不退。自汗，怕寒，四肢倦怠，乏力，宜认症。中虚表热，或潮热自汗，莫离补中益气，表热加羌活。腹中胀满，附子和中散、青皮、神曲之类。调理八珍，气血两虚十全大补汤。阴虚火动，脉洪大，而不作泻，六味地黄汤加人参。恶寒，八味丸；腹痛，理中丸；虚损，虎潜丸。倘病颠倒难明，必从脾胃调理。

伤风用温肺汤，是金位之下，火气承之也。故不克不生，五脏皆然。人徒知克我者为贼邪，而不知克我者为夫也。盖女无夫不生，如水生木是矣。而江淮河汉中不见生木，以其无土克也。故相生之道，人皆能知之。相克之意，举世罔知《经》云：承乃制，制则化。有志者宜详味焉。

肝病用芍药，是木位之下，金气承之也。脾病用柴胡、防风，是土位之下，木气承之也。肾病用白术，是水位之下，土气承之也。心病用地黄汤，是火位之下，水气承之也。

水者，所以生木也。水泛则木浮，必得土克水，而后水能生木，木者所以生火也。木盛则自焚，必得金克木，而后木能生火，火生土，火炎则土燥，必得水克火，而后火能生土，土生金，土重则金埋，必得木克土，而后土能生金，金生水，金寒则水冷，必得火克金，而后金能生水，此生克制化之道也。

尺脉洪大，嫌水泛而无制，需用白术以提防之。若尺脉细数，《经》云：脉细则无水，不当用白术以燥之，五脏俱有此象。

一人屡服地黄丸，有效后或不效，用白术、红枣，共捣为丸。每服地黄丸，半杂白术丸，遂效。白术能实脾克水，水得克则生机活动。

用药心法

诸药方，有用气留味者，有用味留气者。如补中益气汤，欲入阳分以补气，则黄芪、当归气厚者，宜重用，人参、白术味厚者次之，升麻、柴胡升散，陈皮破滞，俱于气不利，用之最少，故味先而气后，后至者成功，是为用味留气。欲入阴分以补血，则人参、白术味厚者宜重用，黄芪、当归气厚者次之，升麻、柴胡提气，陈皮行气，俱于血有益用之宜多，故气先而味后，后至者成功，是为用气留味。余诸方不过仿此而已。补中益气汤，升麻、柴胡升提走表，黄芪、陈皮气药，余皆血药。可见欲补气，血药不可少也。欲补血，气药不可少也。

提有益于血者，阳生则阴长也。行有益于血者，气行则血生也。

凡服温补药调理，莫过参苓白术散。服大热药调理，莫过八珍汤。参苓白术，和中利湿，则温补者不滞。八珍，惟平补气血，然血分居多。阴以和阳，则热者不燥。

阴盛阳虚，汗之则愈。内伤，补中益气汤；外感，麻黄汤。阳盛阴虚，下之则愈。内伤，六味地黄丸；外感，大承气汤。自汗蒸蒸发热，似烦非烦，补中益气汤。

发热，阴火上升，补中升阳，阴火自降。

似疟，补中汤内加二陈似疟，阳不得升，二陈开豁胸膈，补中升发阳气。微寒微热，阴中之阳虚，宜补上焦，八珍汤加黄芪。如胸膈不宽，加消痰药。自汗微热，阳中之阴虚，八珍汤加肉桂。如腹中痛，加干姜、吴茱萸。寒热似疟，表之阳虚。表阳者，即慓悍之气，升于皮毛，浮于巅顶者也。升浮之机，无时或息。

若胃气虚，则有时不能升，郁于半表半里，外与太阳争则寒，内与阳明争则热，补而升发之，何寒热之有？久而不治，则胃气之升渐少，升少则阳微而恶寒，升少则降少，降少则血少而发热，宜八珍、十全治之。微寒者，阳虚也。微热者，阴无从生，虚阳无附耳。八珍，阴阳平补，加黄芪，则补阳之功居多。微热者，阴虚也，自汗虽为阳虚，然津液少而阴益虚，八珍加桂，则补阴之功居多。

凡读者之人，精神恍惚，汗出不睡，或泄泻，或有痰，病虽不一其源，皆发于心脾。盖思虑多，则心火乘脾，君不主令，相火用事。倘不清其源，正其本，阳气愈陷，病气愈甚，归脾汤之类，是为对症。

补中益气汤论

此论实发东垣所未发。

中气者，当脐中空处，即两肾中间也。脾气，在中气之内，与中气相为依倚，非即中气也。中气与肾相对，是天一生水也。中气，以空为贵，其所以能空者，由脾能转运阳气上升，而后中气能空也。正是相为依倚，若脾气下陷，填塞中空处，则五脏六腑之根蒂以伤，气血往来之道路以窒，病自此始矣。脾之所以能升者，必饥饱、寒热无伤于胃，胃气生发，使脾有所禀。又思虑、劳役无伤于脾，而后脾能散精，上输于心，心输于肺，肺输于皮毛。轻者，入于经络而为荣。慓悍者，入于皮肤而为卫。脾气上行，其雾露之溉熏蒸于肺，化为津液者。肺复行降下之令，入心主血，入脾统血，入肝藏血，入肾为精，入肺为液。其浊者入于脐下之幽门，传于小肠，达于大肠，会于阑门，糟粕出于广肠，津液沁于膀胱。此谓清升浊降，生生不息，既寿且康也。倘或饮食伤胃，脾无所禀，劳役伤脾，不能转运。脾胃之气下溜乘肾，则土克水，水枯不能制火，命门之火旺矣。命门与心包络，一脉相通，故心火亦旺。胸膈之间，无非阴火之炽，火乘土位，则金烁无所养，火从而克之。故气高而喘者，阴气填实于肺，肺气为之不利也。身热而顺者，火盛血干，神无所养，故燥而乱也。是心肺之气已绝于外，故或似伤风，或似伤寒，皆阳气不足之所致也。若误认外感汗之，则肺气益虚，下之则阳气愈陷，轻者多重，重者多死。故东垣揭《内外伤辨》曰：外伤者，是为有余，有余者宜泻。内伤者是为不足，不足者宜补，治用补中益气汤。药饮入胃，参、芪、甘草之类，甘温足以补中，白术苦甘，甘能补脾，苦能泻火。用当归者，因阳明化燥火，津液不能停，胃中血枯，使其养血以润燥，五者皆所以补中也。中气既补，而后陈皮开胸膈之滞，使升麻得以升阳明之阳，从右而上，柴胡升少阳之阳，从左而升，且引黄芪走表，且引人参补脾，甘草泻心，清气既升，浊气自降，此补中益气汤之所由设也。若肾水亏，须用黄柏少许以救之。心独烦躁，用生地入心以凉之。不已，更加朱砂安神丸以镇之。不一而足，随病加减而已。

补中益气汤如欲速下，须去升麻、柴胡，加杜仲、牛膝。凡用补中益气汤，表虚，不宜升麻、柴胡用。

按：中气之中，即老子"多言数穷，不如守中"之"中"。文始先生问："何为守中？"老子曰："中者，中宫也。"在母腹中，脐带与母脐蒂①相连，暗注母气，母呼亦呼，母吸亦吸，

---

① 蒂：原为带，据《查了吾正阳篇选录一卷》改。

绵绵十月，气足神备，脱蒂①而生。脐间深入三寸，谓之中宫，即林子所谓脐带一剪②，而几希性命即落我之真处矣。既之而在于天地之间，既之而在于肉团之心，又既之而散于口鼻、四肢、百骸是也。亦曰黄庭，男子谓之气海，妇人谓之子宫。所谓中气，即此中宫、气海中之元气也。又曰肾间动气，又曰阳气，又曰先天一气，又曰水中金，又曰真火，又曰坎中阳，又曰真铅，其实即此一气。补中不过补此，益气不过益此而已。

用药总论

用药如用兵，医有方法，如军有兵法。医无法而寻方，犹军之用兵而无法也。凡用药，须择一味为主帅，后分佐使，而驱用之，治上必达下，下病必升举，理固然也。令贼求路而出，邪自不容耳。治病无法，虽轻病，不敢妄动。邪胜宜攻邪，攻邪邪不退者，因正气虚不能胜邪故也。必要扶正为主，使邪无藏匿求路而出，顺其开窍，如补中益气汤，加羌活、防风，头痛加川芎、蔓荆子，邪从汗散。若自汗表虚，邪因虚入，补中正方无加缓治，最宜。或补中或保元，加桂枝、芍药，固表虚也。若正气未虚、邪气独盛，邪在于表当祛邪而存正，作伤寒治之，若病久则不可。寒热往来，仲景用小柴胡汤，黄芩清肺，柴胡行表，半夏豁痰，甘草和中是也，又用人参者和③，恐肺虚也。内热见渴，病在上焦，加麦冬、干葛。热而不渴，是未达也，

---

① 蒂：原为带，据《查了吾正阳篇选录一卷》改。
② 剪：《查了吾正阳篇》作"寸"。
③ 和：《慎斋遗书》作"何"。

加猪苓、木通。五苓散，散^①表里之药，白术、茯苓、猪苓各一钱半，泽泻二钱，四味可也。又用肉桂何是？暑热之药，能行表里，热饮通表，水调达下，烦渴，饮过多，水入即吐，心中痰演^②，停湿在内，即当利之，引饮水。调黄疸，加茵陈。五苓散，有肉桂补中，有升麻，知其为引使通达之妙。潮热，病在上焦宜表，病在中焦宜理，病在下焦宜升不宜降，宜缓不宜急。使气血归于中道，斯无偏胜之患。

汤液药性

四物汤治血之有余，不治血之不足。盖有余之血，溢而不归经。则用川芎上行巅顶，下至涌泉以行血，当归引血归经，二味走而不守。芍药酸以敛之，地黄直达丹田，二味守而不走，使血安于其位也。若血不足，而孤阴不生，必以四君子为主，令阳生阴长可也。岂四物所能独治哉。

方用四君子，补脾药也，然得黄芪则补肺，得当归则补血，得山药则补脾之阴，得干姜则温中，得丁香则温胃，得神曲则去胃中陈腐之气。脾气倦怠，得木香、砂仁之香燥以醒之。丹田火起，加地黄之沉寒以泄之。木乘土位，加芍药，以补脾阴，而泻土中之木。

四君子甘温，足以守中。二陈辛温，足以散滞，皆脾胃要药也。

伊尹十全大补汤，用四君子以补气，加木香不使上焦气滞也。用四物汤以补血，加沉香不使下焦气滞也。盖上古气血俱厚，

① 散：原缺，据《慎斋遗书》补。
② 演：疑为"饮"。

故用二香补而兼之以行。若叔季之人，气血多虚，故东垣以黄芪代木香，更益上焦之气。血得温则生，以肉桂代沉香，温暖阴血而使之生也。《经》云：十补勿一泄之论，是矣。

归脾汤中用木香，交通之使也。盖火郁气滞，脾气不醒，不能上达于心，下达于肝，失其统属之令矣。木香破上焦之滞，醒动脾气。而后脾能淫气于心，心始生血，散精于肝，肝始藏血，心肝归依于脾，而后脾得以统血也。且参、芪、草、术之补脾，归之补肝，茯苓、远志、枣仁之补心，各守一经，性皆滞碍，得木香之舒畅，则药皆活动，三焦流通，而无捍格之患矣。能不为今之用归脾而去木香者，慨哉。

方用补中益气汤，人皆以为上焦之药，而不知其为下焦之药也。以右脉大于左，阳陷于阴，乃从阴引阳也。

六味地黄丸，人皆以为下焦之药，而不知其为上焦之药也。以寸脉旺于尺，阳亢于上，乃从阳引阴也。

参苓白术散，药性皆滞，而不活动，得砂仁、木香，斯活动而不滞。

凡用木香破滞气，苟无滞气，必损真气。慎之！慎之！

十味药性

二陈汤，脾肾二经，脾虚饮食生痰，肾虚火炎动痰。陈皮留白温胃和中，去白消痰泄气，不宜单用。君白术益脾，佐甘草补肺，否则损人。同竹茹用治饱逆因热，同干姜用治饱逆因寒，去脚气冲心，降膀胱留热利小水，通五淋，解酒毒，去寸白虫。

半夏，祛痰厥头痛，去痰饮胁痛。热痰，加芩、连、贝母、

栝楼、海粉。寒痰，加干姜、附子、留白陈皮。风痰昏迷，皂
角、南星和之。结痰带核，竹沥、白芥子佐之。肿毒，磨水涂敷，
立效。产后昏厥，为丸，塞鼻即苏。加黄麻[①]，治伤寒无汗。同
干姜、肉桂、芍药、五味，止咳嗽，如神。

四君子汤，脾肺二经，阳中之阴。

人参、黄芪，表里俱补。里虚参多，表虚芪多，同甘草退热
之圣药，略加附子，尤妙。同白术健脾，同当归补血，加麦冬、
五味尤能生津。

白术能行中焦之湿，仗防风、地榆引使。水肿胀满能消，生
津除湿尤妙。发汗止汗，黄芪同功，哮喘不宜。同半夏止呕吐，
但宜缓吃；同芍药和脾，佐参、芪益气，炙甘草和中。见痰药行
痰，同血药活血，佐茯苓利水行泻，亦效。同泽泻、肉桂，脐腹
痛泄能医。君枳实，有消痞之效。佐黄芩，有安胎之能。胸中滞气，
同陈皮可去。附子理中见香燥行滞。

茯苓，止泻补阴，能泻膀胱隐伏之火。见痰，同半夏行痰。
补肾，佐地黄无滞。久病多服，令人损目。

甘草生用，逐热邪而补血，炙则健脾胃而和中，退虚火，
解诸毒。同桔梗、干葛，能止咽喉之疼痛[②]；佐人参、黄芪，能
退潮热之交作。凡用甘草，佐参、芪，能退潮热。五帖不退者，
生死便知。

四物汤，心肝二经。

当归、细辛，使血上行头目。见桃仁、红花，破血下行。
行血，须使肉桂。血虚秘结，必用枳壳、麻仁。

川芎，辛散之药，大能止痛。同桔梗、栀子，去胸中之抑

---

① 黄麻：疑为"麻黄"。

② 痛：原为"病"，据文意改。

火；同苏梗，宽胸膈之滞气；得羌活，肝经风邪可散；得当归，周身血脉可通；与白芷同用，尤能知胎之有无，单用杀人。

白芍酒制，治血虚腹痛，得甘草兼治寒热腹痛。同黄芩、甘草、黑干姜，能止血痢损人。

赤芍，破血而疗腹痛，烦热亦解。见肉桂能安表，同白术能扶脾，与参、芪同用益气，与川芎同用泻肝。

生地，同升麻、丹皮、犀角，止上焦之吐血。见地榆、槐花，治肠风之下血。与疏风药同用，且治眼目之红肿。其寒滞，用之不当，恐伤胃气，切宜斟酌。

熟地，补血制相火，脾虚不可妄用。

东垣五脉论

如得弦脉，风邪所伤，甘酸之剂皆可用，黄芪建中汤、甘草芍药茯苓汤之类。

如得洪脉，热邪所伤，甘寒之剂皆可用，三黄丸、泻黄散、调胃承气汤之类。

如得脾胃，右关所主，其脉缓。如太过，湿邪所伤。除湿淡渗之剂皆可用，平胃加白术、茯苓，五苓散。

如得涩脉，燥热所伤，甘温甘润之剂皆可用。异功加当归，四君子加熟地。

如得沉细脉，寒邪所伤，甘热之剂皆可用。理中汤、理中丸、四逆汤。寒甚，理中加附子、益黄散、养胃丸。

所定方药乃常道也，如变则更之。

六脉俱弦，指下又虚，脾胃虚弱病也。

六脉沉紧，按之不鼓，膀胱胜小肠也。此火投于水，大寒之症，宜温之。

脉沉紧而涩，按之空虚，若脉洪大而涩，按之无力，犹为中寒之症，况按之空虚者乎。按之不鼓，是为阴寒，乃气血俱虚之极也。

脉缓而弦急，按之洪大，皆中指下得之，脾土受邪也。

脉大，则无火。脉细，则无水。

凡两尺脉大，此气不下达，用补中益气汤一二剂，清气自升，浊气自降。

上部有余则泻心，不足则补肺；中焦有余则泻脾，不足则补胃。

下部有余则泻肾，不足补命门火。

太素脉

心和匀净圆登科，沉浮短涩破耗多。
肝弦匀长三十显，沉弱短涩后遭疴。
心小轻浮迟运低，浮高沉细官职迟。
脾遇浮洪虚惊凶，若无细小沉细丰。
肺脉浮大主灾危，浮缓豪家富贵随。
脾取轻浮及迟缓，无弦长浮主肥魁。
洪弦动关武官职，应指无定官应变。
弦长平来富贵才，若无撞指长子对。
戊巳太过走东西，贵散常人又克妻。
戊巳濡弱主离别，弦时多病无书业。
尺部弦长洪匀好，身荣子贵传家宝。
脾脉纷纷似水洪，奔波走趁晚来穷。

肝脉纷纷似撒沙，若非军徒定贼家。

限火水木要和匀，三限和匀荣早多。

尺弦长大主便血，无血妻贤成家业。

清润匀长脾寿宫，虽然贫苦成大功。

脉诀

关前为阳，关后为阴。阳寸阴尺，先后推寻。

胞络与心，左寸之应。惟胆与肝，左关所认。

膀胱及肾，左尺为定。胸中及肺，右寸昭彰。

胃与脾脉，属在右关。大肠并肾，右尺班班。

男子之脉，左大为顺。女人之脉，右大为顺。

男尺恒虚，女尺恒盛。脉有七诊，曰浮中沉。

上下左右，七法推寻。五脏不同，各有本脉。

左寸之心，浮大而散。右寸之肺，浮涩而短。

肝在左关，沉而弦长。肾在左尺，沉石而濡。

右关属脾，脉象和缓。右尺相火，与心同断。

若夫时令，亦有平脉。春弦夏洪，秋毛冬石。

四季之末，和缓不忒。大过实强，病生于外。

不及虚微，病生于内。四时百病，胃气为本。

一呼一吸，合为一息。脉来四至，平和之则。

五至无疴，闰以太息。三至为迟，迟则为冷。

六至为数，数即热证。迟数既明，浮沉须别。

浮表沉里，迟寒数热。浮数表热，沉数里热。

浮迟表寒，沉迟冷结。浮脉法天，轻手可得。

泛泛在上，如水漂木。有力洪大，来盛去悠。

无力虚大，迟而且柔。虚极则散，涣漫不收。

有边无中，其名曰芤。浮小为濡，绵浮水面。

濡甚则微，不任寻按。更有革脉，芤弦合看。

沉脉法地，如投水石。沉极为伏，推筋着骨。

有力为牢，大而弦长。牢甚则实，幅幅而强。

无力为弱，柔小如绵。细直而软，如蛛丝然。

迟脉属阴，一息三至。缓脉和匀，春柳相似。

迟细为涩，往来极滞。结则来缓，止而复来。

代亦来缓，止数不乖。数脉属阳，一息六至。

往来流利，滑脉可识。有力为紧，切绳极似。

数时一止，其名为促。数如豆粒，动脉无惑。

别有三脉，短长与弦。不及本位，短脉可原。

过于本位，长脉绵绵。长而端直，状类弓弦。

浮脉主表，腑病所居。有力为风，无力血虚。

浮迟表冷，浮数风热。浮紧风寒，浮缓风湿。

浮虚伤暑，浮芤失血。浮洪虚火，浮微劳极。

浮濡阴虚，浮散虚剧。浮弦痰饮，浮滑痰热。

沉脉主里，为寒为积。有力痰食，无力气郁。

沉迟虚寒，沉数热伏，沉紧冷痛，沉缓水蓄，

沉牢痼冷，沉实热极，沉弱阴亏，沉细虚湿，

沉弦饮痛，沉滑食滞，沉伏吐利，阴毒积聚。

迟脉主藏，阴冷相干。有力为痛，无力虚寒。

数脉主腑，主吐主狂。有力实热，无力虚疮。

滑司痰饮，右关主食，尺为蓄血，寸必吐逆。

涩脉少血，亦主寒湿，反胃结肠，自汗可测。

弦脉主饮，木侮脾经，阳弦头痛，阴弦腹疼，

长则气治，短则气病，细则气衰，大则病进。

浮长风痫，沉短痞塞。洪为阴伤，紧主寒痛。

缓大风虚，缓细湿痹，缓涩血伤，缓滑湿痰。

涩小阴虚，弱小阳竭。阳微恶寒，阴微发热。

阳动汗出，为痛为惊。阴动则热，崩中失血。

虚寒相搏，其名为革。男子失精，女人漏血。

阳盛则促，肺痈热毒。阴盛即结，疝瘕积郁。

代则气衰，或泄脓血。伤寒霍乱，跌打闷厥，

疮痛痛甚，女胎三月。中风之脉，却喜浮迟，

坚大急疾，其凶可知。伤寒热病，脉喜浮洪，

沉微涩小，证反必凶。汗后脉静，身凉则安。

汗后脉燥，热甚必难。阳证见阴，命必危殆。

阴证见阳，虽困无害。劳倦内伤，脾脉虚弱。

汗出脉燥，死证可察。疟脉自弦，弦数者热，

弦迟者寒，代散则绝。泄泻下痢，沉小滑弱。

实大浮数，发热则恶。呕吐反胃，浮滑者昌，

弦数紧涩，结肠者亡。霍乱之候，脉代勿讶。

厥逆迟微，是则可嗟。嗽脉多浮，浮濡易治，

沉浮而紧，死期将至。喘息抬肩，浮滑是顺，

沉涩肢寒，均为逆证。火热之证，洪数为宜。

微弱无神，根本脱离。骨蒸发热，脉数为虚。

热而涩小，必殒其躯。劳极诸虚，浮软微弱。

土败双弦，火炎则数。失血诸证，脉必现芤。

缓小可喜，数大堪忧。蓄血在中，牢大却宜。

沉涩而微，速愈者希。三消之脉，数大者生。

细微短涩，应手堪惊。小便淋闭，鼻色必黄。

实大可疗，涩小知亡。癫乃重阴，狂乃重阳。

浮洪吉象，沉急凶殃。痫宜虚缓，沉小急实。

或但弦急，必死不失。心腹之痛，其类有九。

细迟速愈，浮大延久。疝属肝病，脉必弦急。

牢急者生，弱急者死。黄疸湿热，洪数偏宜。

不妨浮大，微涩难医。胀满之脉，浮大洪实。

细而沉微，岐黄无术。五脏为积，六腑为聚。

实强可生，沉细难愈。中恶腹胀，紧细乃生，

浮大维何，邪气已深。鬼祟之脉，左右不齐，

乍大乍细，乍数乍迟。痈疽未溃，脉宜洪大。

及其已溃，洪大始戒。肺痈已成，寸数而实。

肺痿之形，数而无力。肺痈色白，脉宜短涩。

浮大相逢，气损血失。肠痈实热，滑数可必。

沉细无根，其死可测。妇人有子，阴搏阳别。

少阴动甚，其胎已结。滑疾不散，胎必三月。

但疾不散，五月可别。左疾为男，右疾为女。

女腹如箕，男腹如斧。欲产之脉，散而离经。

新产之脉，小缓为应。实大弦牢，其凶可明。

奇经八脉，不可不察。直上直下，尺寸俱牢。

中央坚实，冲脉昭昭。胸中有寒，逆气里急。

疝气攻心，支满溺失。直上直下，尺寸俱浮。

中央浮起，督脉可求。腰背僵痛，风痫为忧。

寸口丸丸，紧细实长。男疝女瘕，任脉可详。

寸左右弹，阳跷可决。尺左右弹，阴跷可别。

关左右弹，带脉之诀。尺外斜上，至寸阴维。

尺内斜上，至寸阳维。脉有反关，动在臂后。

别由列缺，不干证候。心绝之脉，如掺带钩，
转豆躁疾，一日可忧。肝绝之脉，循刀责责，
新张弓弦，死在八日。脾绝雀啄，又同屋漏，
一似水流，还如杯覆。肺绝维何，如风吹毛，
毛羽中肤，三日而号。肾绝维何，发如夺索，
辟辟弹石，四日而作。命脉将绝，鱼翔虾游，
至如涌泉，莫可挽留。

药性　各经用法

五味子，少用敛肺，多用滋阴止泻，宜搥碎；益肾，不宜
搥碎。凡用多不过五分，又用以敛虚，七粒、九粒、十三粒。
若咳嗽有痰者，可用二十四粒。三分、五分，大升大举。敛药
亦重，一钱亦可用之。五味子不可概用，最宜斟酌。

五味子，味酸，从参、芪、甘草味入脾，反助参、芪补上
焦元气，宜打碎，少用；从当归、麦冬，酸味收敛，惟助归、
麦滋下焦阴气，不宜打碎，宜多用。比如用在温肺，干姜、肉
桂虽热，见五味子收敛下行补益真阴，干姜、肉桂不热反寒，
不谓退热之圣药，而何？

五味子，肺肾药也，少用之敛甘温之气入肺而止矣。打碎，
则气易散而不下。归、麦阴药也，重用五味，则敛之下行，不
打碎，则气难散而易下。气上行则为阳，下行则为阴。姜桂辛
温上行，五味则引之下行而生阴矣。

木香，行痰导气磨服，消食积亦用磨服，其温补药，煎服，
大有效验。

荜茇，温肺，大能去表之寒邪。

黄连，去心肝之火，引入心用一分，引入肝用三分，但不宜制。酒炒入肺，热入肠胃去也，宜慎之。肺在上，心肝在下。火在心肝，用酒连，引寒气入肺，反压火气下行而不得散。

栀子，二味，俱宜炒用，家栀清中带补，止入胃。山栀泻肺、肝、脾三经之火，胃口痛，尤宜多用。

伤血，重用芍药。伤气，重用甘草、麦冬，以其心中假热，引甘草入心。

白术水煎，烂成饼，晒干，用能补脾阴之不足。补中汤内、十全大补汤内俱生用，惟脾胃作胀，饮食不消，阳气不足等症，然后炒用之。

鹿茸温肾，其性走而不守。鹿角胶温肾，且能走表。血虚、肺虚者，鹿角霜正宜。锁阳固精，肉苁蓉壮阳，菟丝子添精，破故温肾，枸杞升，杜仲补脾中之不足，且能走肾。诸药得牛膝引，能退骨髓中邪热而助诸药成功，故曰牛膝下部药也。

胡椒、荜茇、花椒三味，俱温暖之药，用各不同。荜茇但能温肺，花椒由表达里，胡椒由里达表。

肉豆蔻，温胃微去油，亦治胃寒作泻，若久泻，肾有郁火者，须去油尽服之。

紫苏子，下痰，下气，且能发散。

马兜铃，大寒之药，用以治嗽，取其清空。紫菀，补血补阴。款冬花，劫药，必须斟酌用之。

槟榔、枳壳二味，俱行气破滞之药，如胃口作痛用良姜温散，不有槟榔，其何能使郁积之下行？上焦虚弱，用参、芪温补，不有枳壳，其何能使胸膈之无滞？

车前子退热、利小便，瞿麦利心经湿热，萹蓄破血，赤淋用之。

沉香，行血中之气，小腹滞痛者用之为宜。肉桂与沉香同功，且能补血，故血滞者宜用沉香。

蟹爪，能去死血，破死胎，胞衣可代水蛭较稳无后患。

香附开郁行滞，桃仁、玄胡索俱为破血之药，然香附见玄胡则为破气，香附见桃仁则为破血。红花凉血，牡丹皮退热，不可混而用也。倘专于补益，而不加之以行药，补益者何能成功？偏于行气而不先之以补益，行气者何以得效？

干姜、肉桂所以温胃也，见吴茱萸则温中。四君子所以补脾也，见丁香则温胃。丁香温胃、止呕吐，必加槟榔，则胃可温而吐可止。厚朴俗云温胃，其实走小肠经，久泻虚薄者用之最宜。若曰温胃，必加生姜制后能升而不降。《经》云："胃不足，益之以辛"，厚朴苦温，苦能下气，故必以生姜之辛制之，乃能温胃。

草果，其性猛烈，破积气，破痰，消食。

菟丝子，安肾水，补精髓与劳伤。陈米温肾，白糖温中，益智暖丹田。

荜茇，温胃而发表。荜澄茄，温胃而去湿。二者所主，各自不同。

蜜糖开肺泽皮毛，砂糖动胃而利小肠，饴糖润泽脾胃，白糖温胃，大便泻者宜用。

红曲，健脾进饮食。

命门药

益智温肾且入胃，鹿茸温肾其性不走，肉苁蓉壮阳，肉桂行血、生血、温血，血中之圣药，巴戟温肾，以上数味俱命门之药。命门，乃阳中之阴，用之所不当用，恐动大便。益智，气味辛温，脾、肺、肾三经药也。若专欲温肾，须用山药补住脾气，然后不得上行，而成补肾之功。

肾经药

锁阳固精，菟丝子添精，尤能明目。鹿角胶温肾，其性走而不守，且能补肺。鹿角霜，血虚、气虚者用之最效。破故纸温肾且行气，同小茴香腰痛及小腹涩痛，可以行阴中之气滞。枸杞升发阳气。以上数味俱少阴肾之药。肾乃阴中之阳，用之于所不当用，恐防火起。枸杞，肾中药而不热，升阴中之阳。

香附，虽云开郁，其实行血之圣药。血有余而滞者用之，使血流通。倘不足而用之，亦且有损，恐泄气，亦禁用。

青皮，泻肝气不使之上溢。

丁香，养胃。

干姜，和中。

上焦满闷，紫苏、杏仁、陈皮。中焦满闷，干姜、肉桂、吴茱萸，下焦亦同加些小茴香。

上焦热栀子最宜加，中焦热黄连不宜少，下焦热黄柏可医。上虚保元汤三条加减，下虚地黄丸三条加减，中虚补中益气三条加减。

三条未详，陈云细详三条之意，或即饱闷、与热及嘈杂，三症不同，其用药亦应有异。如上焦饱闷，则加紫苏、杏仁等，热加栀子，嘈杂加生地也。

上焦嘈杂用生地，中焦嘈杂用山药，下焦嘈杂用熟地。陈云：此项宜在上热下寒。

凡制药又煮又炒，炒者其性燥，煮者其性温。白术补生用，黄芪热用，米泔水煮补胃，蜜炙补肺，酒炒发表，乳炒补中，醋炙入肝。附子生用，走而不守，熟用守而不走。藏附子于白术之中，能止里虚之泻。藏附子于黄芪之中，能退表虚之热。一则守中以止泻，一则走表以助阳。汗多用附子，若汗多而恶寒，表之阳虚，用桂枝、附子。中气虚寒，用干姜、附子。用附子，脉必迟缓，方可用。若脉见洪大，有力、数，则不可用。

附子面煨，则走而不守，其势上行，可以壮阳于表。童便制，则守而不走，其势下行，可以回阳于里。其雄猛之气，用之的当，自成大将之才。倘用寒凉多方监制，是束缚之也，用之而又畏之，安能尽其才哉。

消痰南星、半夏，调上焦气陈皮、枳壳，升阳用柴胡、升麻，滋化源麦冬、五味，却风羌活、防风，寒麻黄，气喘杏仁。气涩结苏梗、杏仁，血涩结桃仁、红花。柴胡清胆火，山栀清肝火。牛膝理下焦痿弱，枳壳解肝结、利肝气，郁李仁解胆结、利胆气。防风去肝家气分之风，蒺藜去肝家血分之风。萆薢平肾家血分之湿，杜仲平肾家气分之湿。肉苁蓉补肾家之阴，菟丝子补肾家之阳。防己泻血分中湿热，防风为祛风之润剂，硫黄为石中之润剂。杜仲同泽泻，久泻可用。制香附治走气攻痛如神。白莲花藕润心家气分之燥，牛乳汁润心家血分之燥。萆薢燥湿之圣药去肾湿尤神。晚蚕沙去上焦风热，左右皆可。葶苈得大戟，则逐水之功愈大。益智治下焦虚寒，同山药用则不起火。木瓜淡能渗湿，六合汤中治霍乱之湿。牛膝利小便行血之圣药，用补肾药，勿同用，有湿热可用。赤石脂其石有五色，各从其脏而用之，则赤者入心入小肠可知，但其性涩，涩可去脱。气脱者为虚寒，则涩从温者，又可知。羌活治足太阳气中之风，藁本治足太阳气中之热。蔓荆子治太阳血中之风，川芎治足太阳血中之热。秦艽治血中之风，元胡索治血中之热。香附治气中之血，能横开气郁。薏苡仁能运上焦湿热于下。威灵仙治上体痛风，虚人禁用。汉防己治下焦湿热，龙胆草理肝家下焦湿热。薄桂味淡，能横行两手，领南星、苍术等药至痛处。吴茱萸性达下，若脐下作痛，胀气已下陷矣，若多用之，恐气愈陷，故行气者，只用一分。脐腹作痛，邪气已凝滞矣，少用之，恐邪气难开，故破气者可用三分、五分。木香破上焦之气而能上达，砂仁醒脾气而能上升。肺气凝滞，用白豆仁以温之、开之，夫然后肺气下行，阳气得以上达。草蔻开胸膈之塞气，神曲去胃中之陈腐。防风升阳而能止泻，半夏醒脾燥湿痰而止头晕。棉子仁止汗而能温中，紫苏发火郁，干葛散胃火。川萆薢苦燥，苦则入肾，燥则入脾。川乌温中燥湿，守而不走。远志、茯神开胸膈而使火下降。细辛泻痰饮，良姜温丹田。诃子敛肺气而出声音，喉哑者多用之。荜澄茄开鼻塞之不闻香臭。附子、细辛养督脉之阳，山茱萸养督脉之阴。六君子丸不用制，则气不散而味不厚，但用酒浸则气上升而滋须发。用桂枝调和荣血，止手指疼痛且能横行手臂也。肝火逆行，上乘脾胃，用吴茱萸、炒黄连以制之。黄连泻心火，吴萸引肝气下达，归于其位，所谓木沉则火降矣。

补中益气汤，内伤无二，东垣加减尽矣。诸病不愈，寻到脾胃之中，方为有见。

四物汤，知母、黄柏去血积、血块、血鳖之类。加肉桂，引药气上升，而诸积从小便出矣。以上黄柏、知母每一钱，肉桂一分，多则无效，此河间之法。

八物汤，人参与当归相并，川芎与甘草相并，白术与芍药相并，茯苓与地黄相并。用川芎不得用地黄，用人参不得用茯苓。大茴、小茴，俱辛温之药，小茴走少阴与气海，大茴厥阴肝经要药。当归酒洗带温入肝，酒洗焙干入脾。

纳气之法，有用和而令气纳者，甘草一钱五分和之，陈皮一钱五分利之，益智一钱温肾此和而纳之。

有用温而令气纳者，八味地黄丸，肝之脾胃虚气不归肾，八味丸去附子，此温而纳之。

有用凉而令气纳者，黄连五钱、生姜一两，同捣烂服之，肺之脾胃虚，气不归肾，生地一两、生姜七钱同捣烂服之，此凉而纳之。

胃中阳气，贯于四脏之内，假如阳气不到于肺，是肺之脾胃虚也，余可类推。

人身以阳气为主，用药以扶阳为先。如上焦闭塞，阳气不能下降须开豁之；中焦阳气不能上升，须温补之；下焦阳不能藏，须求肾纳气。

小儿睡不就枕，纯是阳气，胸膈无阴浊故也。古云：神仙枕，三寸。若常人年大，清阳日衰，浊阴日降，苟非高枕则胸膈浊气不降，卧岂能安哉？

凡人素有病，若劳碌动作，反觉精神强健，此乃阴火沸腾扶助于内，不觉元气之不足也。若静养调摄，反觉精神倦弱，此阴火退，阳气已复，本相透露故也，以元气本不足也。

平胃散

陈皮上通，三两　厚朴下达，姜汁炒，三两　苍术安胃，五两　炙甘草和中，一两

共为末，夹食姜汤调服。吐加半夏，姜汤调服。恶寒、恶心，平胃散一钱、和中散五分。

通神方即四圣散　治嘈杂、胸中割痛，三服愈。

白术四两　黄连五钱　陈皮五钱

共末，神曲打糊丸，绿豆大，临卧津液咽下三十丸。

和中散 为丸治鼓胀神效。

干姜四两，分作四分，一分用人参一两煎汤炒黑。一分用青皮三钱煎汤炒黑。一分用紫苏五钱煎汤炒黑。一分用陈皮五钱炒黑。凡炒，冬带焦、夏带黑 肉桂二两分作四分。一分用益智三钱同煮。一分用泽泻五钱同煮。一分用小茴二钱同煮。一分同破故纸五钱同煮 吴茱萸一两分作二分。一分用苡仁一两煎汤炒。一分用盐一两煎汤炒

上三味制度过各为末。

为丸配合法。干姜三两、肉桂一两五钱、吴茱萸五钱，和匀紫苏煎汤打神曲糊为丸，绿豆大，每服因病多少。凡引使随症作汤送下。

为散配合法。干姜二两、肉桂一两、吴茱萸五钱，共为末。腹痛和中散二钱酒下。腹痛饱闷和中散一钱、平胃散一钱 同服。治诸腹痛、小腹痛皆效。同调。

产后腹痛或瘀血积滞用无不效，但产后重加人参。腹胀肚大，未成中满者，和中散必效。虚者，加人参、茯苓、白术白术先同苍术，煮过。待熟，然后去苍术，切片，干用；有痰，加半夏、陈皮。此方用过皆效。腹胀，生姜汤下。胀满之极，葫芦不见水者，煎汤下。暴死，童便调服。胸膈饱闷，紫苏汤下。嗳气有痰，陈皮汤下。疟疾，柴胡煎汤下。恶心，姜汤下。汗，加柴胡。寒，直中阴经，人参汤下。大便不通，蜜汤下。小便不利，灯心汤下。谷胆，车前子、瞿麦煎汤下。痢疾初起，冷水下，如七八日，久痢，用淡清肉汤下。躁烦，黑豆煎汤下用黑豆，不使邪气入于胃中，能渗入小便去也。伤寒头痛，发热，紫苏一钱，生姜五片煎汤下。单头痛，紫苏一钱、川芎五分煎汤下。心口痛，紫苏一钱，乌药五分煎汤下。左胁痛，甘草五分，川芎五分，枳实麸炒一

钱煎汤下。右胁痛，桂心二分，枳壳麸炒五分，姜黄五分煎汤下。大腹痛，多是食积，苍术一钱，厚朴姜汁炒七分，陈皮去白五分，甘草三分煎汤下。小腹痛，多是气滞，小茴香一钱煎汤下。当脐痛，中气虚寒，人参五分煎汤下。腰痛，杜仲姜汁炒一钱，煎汤下。腰痛或重，大茴香一钱煎汤下。腰痛连小腹，破故炒研一钱，小茴三分煎汤下。鱼食伤，陈皮煎汤下，赤曲亦可。面食伤，杏仁煎汤下。痰多，陈皮、半夏各一钱，煎汤下，生姜汤亦可。

病症虽云多端，此药能上通下达，安胃和中，调服，随意加引，无有不愈。但清阳发腠理，用之于上焦，宜少服之，去渣热饮，利小便者，亦如之。浊阴走五脏，用之于中下者，宜多服之，去渣温服，通大便者亦如之。诚哉，君道也。惟加入补中益气汤，十全大补汤内，宜少不宜多。盖使二方为君，而和中散，助其成功也。理中，四逆，宜多用。

和中散，上通下达，安胃和中。倘胸膈饱闷，服之恐血上行，加苏梗血自下达，虚加人参。补中益气汤加入和中散、杏仁、苏梗，诚上通下达之妙也。

参苓白术散　气滞加木香为末，清米汤调服，如丸用老米糊。

上通，补中益气汤常用，治伤寒八九日，潮热不愈，正方加姜、枣煎服，三四服即愈。久恶寒发热加附子三片，无汗加羌活、防风，腹痛俱加和中散，见效甚众。

下达，六味地黄丸亦可作汤。地黄八两、山茱萸四两、山药四两、丹皮三两、白茯三两、泽泻三两。加肉桂使气血周流而无滞，加附子补命门阳虚。治吐红、潮热往来，加生地一钱。久病脉洪大而缓，加人参六七分。腰痛加杜仲姜汁炒七分。口干加麦冬、五味。小便不利，加牛膝、车前子。中满外胀内不胀，八味丸加之，小便不利，水化为血，小便自利，血化为水。

或内伤，身热不解，脉洪大而有力，大便燥结，地黄丸加减服之，神效。

诸病不愈，必寻脾胃之中，万无一失。盖脾胃一伤，四脏皆无生气，故疾病多矣。万物从土而生，亦从土而归，补肾不若补脾，此之谓也。治病不愈，寻到脾胃，而愈者甚众。凡见吐痰、咳嗽、自汗、发热，肺内有虚，不必理痰，土旺而痰自愈，四君子加陈皮、干姜、肉桂、五味子，后用参苓白术散。

痰火脉洪大有力，大便燥，五岳汤。麻黄、杏仁、甘草、石膏，姜水煎。

夏清暑益气汤

黄芪　苍术　升麻各一钱　人参　白术　橘红　神曲各五分葛根　青皮　泽泻　五味子九粒

水煎，不拘时服。

六一散

滑石研细水飞，六两　炙甘草末细末，一两

水调服。凡病欲饮水，急与之乃救阴之道。

制神曲法

白面一斤半　青蒿一斤　蓼半斤　赤小豆二合，煮熟　杏仁去皮，二两　苍耳草半斤

先将杏仁、赤小豆晒干为末，与白面共和一处，次将青蒿、苍耳、蓼俱捣汁，和前末为丸，大一二两或三两，外以青蒿等三味渣包之。窨一七日，取出晒干，听用。须六月六日为之，取诸神聚会之日，故名神曲。除此则为面曲矣。

归皮汤

人参　白茯　枣仁　黄芪　白术各二钱　远志一钱　木香
炙甘草　当归各五钱　元眼二钱

附子理中汤

人参　炙甘草　制附子　干姜炒　白术各一钱
去附子名理中汤。

葛花解醒汤

葛花　砂仁　白豆蔻　木香　陈皮　人参　茯苓各五分
神曲炒　白术炒　干姜　青皮　泽泻各二分

大建中汤

人参　黄芪炙　当归　芍药酒炒　桂心　炙甘草　制半夏
制黑附子等份

升阳顺气汤

升麻一钱　柴胡一钱　陈皮去白，一钱　半夏姜制，三分　草蔻
一钱　神曲一钱五分　人参三分　黄芪四分　当归一钱　甘草五分
柏皮五分

四君子汤

人参　白术　茯苓　甘草
五苓散摘一味用之。

四物汤

川芎　当归　白芍　熟地
二方合用，名八珍汤。加黄芪、肉桂，即十全大补汤。
黄芪建中汤　将四物汤摘一味，为用臣。
黄芪　肉桂各五分　白芍三钱　甘草一钱

痰涎二陈汤

陈皮　半夏　茯苓　甘草

加人参、白术，名六君子汤。

夏用五苓散

白术一两　茯苓八钱　猪苓五钱　泽泻八钱　肉桂一钱

秋用藿香正气散

苍术　陈皮　厚朴　藿香　半夏　甘草

冬用十神汤

川芎　甘草　麻黄　干葛　赤芍　升麻　白芷　陈皮
香附　紫苏此方系秘本，各等份　生姜五片

夹食五积散

白芷　陈皮　桔梗　川芎　甘草　茯苓　枳壳　归身
麻黄　半夏　肉桂　厚朴　姜三片　葱头七枚

剂中枳壳、厚朴、半夏，俱消导之味，故治夹食云。

伤风咳嗽小青龙汤

细辛酒洗，三分　干姜炒黑，三分　肉桂三分　白芍肉桂汁炒一钱
甘草生、熟，各三分　五味子五分　枳壳三分　半夏姜汁炒，一钱

喘加麻黄、杏仁、生姜。水煎热服。

疗伤食养脾法

绿豆二升　糯米一升半

俱炒香熟，再用陈曲粉八两亦炒熟，加莲子去心微炒五合、白
术二斤切片炒去油，以上各件俱炒令香熟和一处，用石磨磨过筛
细，每日清晨一次，用两许，以姜蜜汤调服，但宜食前。此法
宜能养脾胃，润心肺，美饮食，止呕吐。如虚人，脾胃弱而倦
怠者，加人参一两、山药二两，其元米、莲子、绿豆照前，不用
陈曲、白术。

凡用补中益气汤，表虚不宜用升麻、柴胡。

补中益气汤若欲速下，须去升麻、柴胡，加杜仲、牛膝。

凡走表之药，以气胜也。须焰火骤煎，不可大熟。

凡病久而不愈，多用附子获效者，以附子回下焦之阳，盖万物生于土，火者土之母也，命门火旺，则脾胃温暖，胃气生发，五脏皆有所禀，此提纲携领之治也。若拘于五脏中用药，犹是见病医病，其何能效？

今人取煤炭者，冬时天寒，必脱衣下坑，阳气下潜故也。夏时天热，必复衣而下，阳气上浮故也。用药须得此意。故东垣夏月用大顺散，以伏阴在里也，冬月用黄柏，以少火在泉也。《经》云：用热不远热，用寒不远寒，是矣。

用药之妙，须虚处着力。一落处在实处，再难进长，如头痛医头，此医家大忌也。

调理脾胃法即用药心法

脾气不足，用四君子汤；有余，用平胃散。有余则泻，不足则补。五脏皆然。

脾气上行，则为阳气，下行则为邪气。

夏月阳气尽发于表。脾胃无阳，湿热内积，五苓散，乃要药也。

泻属脾，宜升发胃气；吐属胃，宜醒脾。

脾当夏月，湿热为害，自受之，则作泻痢。入于肝，则寒热似疟。入于肺，则为痰嗽。若腹中大痛，少用五苓散，重加干姜，可当理中汤。若腹微痛，则重用五苓散，加干姜矣。痰嗽，五苓散加半夏、五味子，则肺气清，可当温肺汤。疟疾，五苓散加柴胡、黄芩。头痛加川芎、蔓荆子。腹中宿食重，加干姜、半夏。汗多，五苓散合小建中汤。汗太多，合黄芪建中汤。身热，五苓散加柴胡、干葛，热甚加石膏。欲用五苓发汗，则热饮走表，桂枝得令也。欲利小便，则冷饮速下，泽泻得令也。欲吐则温饮，复饮热水数碗，探之使吐，猪苓得令也。一方之中，无穷妙用如此。

夜间多思致睡不宁者，淡竹叶、酸枣仁，二味煎汤服之，即愈。

凡下焦有病，六味地黄丸可通用。若遇泄泻，其要只在调理脾胃元气，又不宜轻用地黄丸。

凡病，先用热药太过，现出热证，用清凉和解一二剂。

用寒凉药太过，现出寒证，用温中补脾三五剂，即愈。

如用补中益气汤，汗少，肺气不开，重用黄芪。汗多，里气不守，重用人参。热不退，重用甘草。脐以下无汗，加黄柏三分。浑身拘急作胀，系风寒，羌活、防风宜加，不拘急但作痛，附子宜用。

内伤发热，阴火盛也。火盛则下焦干涸，故脐下无汗，黄柏滋润肾水，接引津液下流。阳被邪束，故拘胀。阳虚不行，故气滞而痛。如保元汤、补中益气汤、归脾汤，用木香加入同煎，令其气味浸入，则能助参、芪成功，是谓补正却邪。

四君子、十全大补，用木香，但磨不入药煎，令其气味不散，则能行参芪之滞，是谓去邪存正。

内伤服凉药过多，愈后发热，血滞于胸。过六日后，用藕汁一碗，香油一杯，姜汁一杯，和匀顿服之，血从大便解去，须臾吃粥而愈，调理补中益气汤，二三十剂。

用干姜不得用莲肉，一清一温，而温者不得成功。

夏月用滋阴药，必用燥药调理；用燥药，必用滋阴药调理。比如黄芪当归证，服一二帖，病将退，饮食能进，再用前方加白术、甘草只用五分，而热甚不退者，甘草少用故也。胃有邪火，宜养不宜燥。胃无邪火，宜燥不宜养。

百^①凡病，见症虽多，有吐只宜止吐，有泻只宜止泻。止吐后须用六君子汤调理，止泻后须用参苓白术散加木香调理。

凡上焦宜发，中焦宜和，下焦宜达宜暖。

湿热在上焦，大渴引饮，是宜渗泻之。五苓散为阳中之阴，表之里药也。肺形虚飘，猪苓亦虚飘，故入肺而利上焦。茯苓利中焦，泽泻利下焦，白术补脾以燥湿，用肉桂少许，以甘温走表，交通内外，接引阳气入里，扶助药力下达，而逐三焦之湿热也。

表里不清，但宜补中益气汤。病久不愈，但宜八珍汤。附子，必大热^②可用；干姜、肉桂，必大寒可用。血凝气滞，表上焦热，升阳散火，补中调理，无过于参苓白术散。散火调理，最宜八珍汤。补中益气汤加附子合和中散，内伤尽矣。八珍汤加黄芪、肉桂合二陈汤，脾胃尽矣。

热者阳虚，散于外也，附子回阳。寒者，肾水泛于上也，姜、桂温中退寒水。

凡有湿热在上焦，用茯神、远志，能使浊气下降，在中焦用之，能使清气上升。

素有痰嗽，而疟疾作，温肺为主。素有脾虚泄泻，而杂病见者，理脾为主。今之明者，知所保脾矣。然四君子之甘温，能守而不能走者也，故或用二陈之燥湿，或用木香之破滞，或用砂仁之醒脾，或用神曲之去旧生新，补而兼之以行，则补者方能成功。苟不用此，而一于补，则脾胃湿热，固结而不散，

---

① 百：疑衍。

② 必大热：《慎斋遗书》作"必无热证"。

或呕吐泄泻，或胸膈饱闷，其能免乎？

夏月湿热为害，劳苦者宜五苓散为主，渴加五味子、干姜，疟疾加柴胡、黄芩，身痛加羌活、防风，胸胀加厚朴，倦怠加苍术，恶寒加肉桂。若安乐者，清暑益气为主，见症而加减之。

四五月间，湿热虽甚，犹止①脾病，故宜五苓散。若六七月间，湿热太重，主气衰而客气旺，宜清暑益气汤。盖壬膀胱之寒②，已绝于巳③癸，肾水已绝于午。黄柏清水之流，苍白术上下分消其湿，升麻、干葛解表之热，青皮、陈皮、神曲消湿热之痞满，而降陈腐之气，盖从其权而用之也。

参苓白术散，大人小儿，调理必用之药，俱宜加木香、砂仁，行滞燥湿。惟腹中嘈杂，只就参苓白术散全方用之。木香、砂仁，恐脾虚易以生火，不必加入。

其人素见阴脉，服补药不得者，以其阴中之阳虚，宜补阳中之阴，如补中益气汤。倘脉见数，是为弦数，弦数者，无妨。

脾虚而脉弦者，服补中益气汤后，必发疟。脾虚而脉缓，湿胜者，服补中益气汤后，必发痢。此邪寻路而出也，弗畏仍服前方而愈。

眼黄者，脾经湿热也，黄乃土之色，痰色亦然。

四肢倦怠，脾湿使然，宜苍术。

人参、黄芪、甘草，退热之圣药也。不有细辛，其何以使肾水之上升？不有干姜、肉桂，其何能令邪热之发越？故用人参、黄芪、甘草、细辛各一两，干姜、肉桂各三钱，吴茱萸一钱。

---

① 止：《医家秘奥》作"正"。

② 寒：《医家秘奥》作"水"。

③ 巳：原作"己"，现改为"巳"。

肺气宜敛，有不可敛者，痛不可敛，胀不可敛，浑身作胀，俱不可敛。有不可开者，嘈杂不可开，如治消中，不宜用莲子之类。

上焦血虚，多用当归，肉桂亦多用，白术少用。中焦白术多用，血燥与当归并用。下焦，熟地二分、肉桂三分，涌泉火起，黄柏一分。

补上焦血，若多用白术，则引血归脾矣，故少用。白术燥湿，故血燥者不宜独用。

四君子，用木香，治滞气在胸中。

四物汤，用沉香，治动气在脐下。气虚不用木香，用黄芪。血虚不用沉香，用肉桂。

补脾兼补肾。如腹痛肠鸣，脾土虚寒可知，或肾亦虚寒。倘专一补脾，未免有土克水之患，故用药有兼施焉。山药、茯苓、干姜，所以温补脾土者也。而破故纸、大茴香、肉桂、枸杞、熟地，则补脾之中，兼以补肾矣。所谓补脾兼补肾者，以此。

补肾兼补脾。如小腹胀满，肾水虚寒可知，或脾亦虚寒。而专一补肾，未免有水来侮土之象，故用药有概举焉。破故纸、大茴香、苁蓉、肉桂，所以温暖肾气者也，而干姜之加，则温肾之中兼以温脾矣。所谓补肾兼补脾者，以此。

二症不用小茴香，恐其行肾气也。又曰：补脾兼补肾，不宜用白术。补肾兼补脾，不宜用熟地。

凡补脾阴不足，嘈杂，山药宜多用。火旺，甘草多用。大便燥，当归多用。心不宁，莲子、苡仁多用，忌生地、熟地，脾恶血药故也。

如阳气下陷，填实命门，上无气以养而枯槁，大升大举命门虚，使气上归于肺，皮毛遂润泽。昔东垣遇一妇，小产泄泻一二月，小产前阴脱，而泄泻后阴又脱，是时虚火动作，非凉药不能去之。要用凉药，又恐伤其胃气。记仲景云：阳胜阴虚，下之则愈，汗之则死。阴盛阳虚，汗之则愈，下之则死。此阳陷而气不升也，用药升举之。八物汤去地黄、茯苓，加陈皮、红花、干姜三分，汗出而愈。可见，阳不可一日下陷，下陷则阳化为火，而阴气绝矣。阳升命门虚，天降淋雨，而从下滋生元气，不谓气归于肺，泽及皮毛乎。

如调理脾胃，有治、理、调、和、养、补之不同。

山楂、神曲、麦芽等药，谓之治。休缘云：用攻之药，以攻其病，是治贼邪也，故云治。

四君子汤，谓之理。休缘云：家国圮坏，用君子以清正之，谓之理。

参苓白术散加益智，谓之调。休缘云：以此药，能上、能中、能下，故云调。

四君子汤，寒加干姜，热加黄连，谓之和。休缘云：有热去热，有寒去寒，谓之和。

四君子汤等份用之，谓之养。休缘云：等份均用，不攻不调，谓之养。

补者，不宜正治。单补肾，令土自温，谓之补。休缘云：补肾者，补命门火也。虚则补其母，谓之补。

六味地黄汤，用山药、茯苓，皆脾经药也。单补肾，不宜入。

升麻用三分，只到胸中，用四分，始升巅顶。

用地榆勿用小茴香，一行一安故也。

茴香，引气下达，性温而行。

地榆，止血不行，性寒而安。

用大补阴丸、虎潜丸，内有苁蓉、锁阳，大便结燥，骨痿无力，尺脉洪大者，可以用之。

上通，补中益气汤。下达，六味地黄丸。

命门脉实，六味地黄丸。脉虚，八味地黄丸。如咳嗽腹胀者，不宜用。咳嗽，夜间舌干口燥，亦可酌而用之。口干不渴，不可用也，宜芪归汤之类。

凡用八味地黄丸，必脾胃燥甚，方可。若湿甚用之，必水来侮土，反加泄泻矣。

干而渴者，胃火。干而不渴，见于夜者，乃命门之火，与心包之火，熏蒸于肺，肺少津液也，用黄芪五钱补之，当归三钱润之。误用白虎则危，归芪汤连服愈。

八味丸　治肾气虚，下元冷惫，夜多旋溺，膝软四肢无力，腰重腹痛，小便不利。

熟地八分　山药　山萸各四两　肉桂去皮　附子炮，各二两
丹皮　泽泻　白茯去皮，各三两

炼蜜丸如梧子大，每服五十丸至七十丸，温酒、淡盐汤俱可。阳事多痿，用全方。夏减桂、附一半，春秋三停减一，疾去精走，全去桂附，只用六味地黄丸。血虚阴衰，熟地为君。精滑，山萸为君。淋涩，泽泻为君。心虚，肠胃间积热。心火盛，心气不足，牡丹皮为君。皮肤燥涩，山药为君。君者，其分两与地黄同。

用川芎，不得用牛膝，恶其行血行气也。如气血大虚，十全大补汤加杜仲、破故纸、枸杞，勿用牛膝。

凡用温暖药，细辛切忌用之，以其引阳气上升故也。

用桂枝三钱起，至二两四钱止。如汗多亡阳，用之于上焦

者，可多用之，于在下者次之。在左，气中之血，多用之则血热而妄行。在右，血中之气，多用之则气行而血亦行。

脾多血少气，患其不醒，药味带醒，则药味俱入脾矣，如四君子汤用陈皮之类。胃多血多气，患其不举，药味带举，则药味俱入胃矣，如四君子汤、八物汤用半夏之类。余不能备述，各以类广之。所谓热用①寒引者，如用热药佐以辛散②，则由表达里，荣卫和而热者不燥。所谓寒用热引者，如用寒药佐以温热，则上通下达，炎焰息而寒者不滞。故退热莫如紫苏、干葛、前胡、桔梗，攻热用黄连一分、干姜③四五分之类。

如病在肝，用白术引肝邪入脾。病在脾，用当归引脾邪入肝。盖白术走脾，当归走肝故也。

凡腰痛、小腹痛者，阴中之气滞，用小茴香、破故纸行气破滞。阳痿多属于寒，锁阳固精，肉苁蓉壮阳，菟丝子填精且能明目，枸杞升发阳气，视见症用之。腰以下脚膝痿软无力，多属湿热，若大便结燥，四物汤加苍术、黄柏、虎骨、龟板、汉防己之类。脾胃虚，四君子汤加上前药。腹胀用苍术、煮白术入药，用参苓白术散加减亦可。骨髓中热，加知母、杜仲，补脾阴之不足，亦能走骨。诸药得牛膝引，能退骨髓中邪热，而助诸药成功，皆下部药也。以上药味，一升发，一温补，一清利，有是病者用是药，幸勿造次也。

凡用阳药宜和，阴药宜急。和者，加一二味血药也。急者，加一二味引入小便去也。

凡怒气伤肝，不可用白术，但用人参、黄芪、五味，清理

---

① 用：《慎斋遗书》作"因"。

② 辛散：《慎斋遗书》作"辛凉"。

③ 干姜：《慎斋遗书》作"炮姜"。

肺气而已，肺旺肝自平。

附子，佐参、芪，但以面煨用，其性走而不止，故能退热，补肾则童便煮熟。用干姜微炒，温中和胃，炒黑止泻凉肾。

凡用行气行血药，宜少不宜多，少则有效，多则无。

凡遇脾胃虚弱，当归切忌用之，胀满白术亦不宜用。

凡遇①药，必须求得君药。如浑身胀痛，羌活为君，血病当归、肉桂，气虚人参，表虚黄芪。

麦冬，只用五分、一钱者，以其心中假热，引甘草入心故也。如大汗后虚烦不得安者，麦冬可用五钱，黄芪二钱，甘草一钱，五味子一分，共煎服。大汗后，津液干涸，心不能生血，故热而躁，黄芪、当归，血药也，麦冬、五味、甘草，生脉散也，此汗后虚烦秘诀，麦冬引甘草，能泄心中之火。有用灯草，取其清空，而麦冬、甘草，得以降火下行也。

大凡发散药内，不得用白术，以白术入脾，邪气滞而不散也。

凡用干姜、肉桂、附子等热药，脉带缓沉而无力，或豁大，胃气尚存者，任意用之。倘或细见数外显，气促神昏，形脱音哑，自汗潮热，泄泻者，切忌用之。

缓则脾不绝，沉则胃不绝。无力豁大，皆有胃气，故宜。若细见数外显诸症，皆胃气少邪火盛，若用热药，助壮火而食气绝，故忌之。

药有监、佐、使，监者不过一分，使者不过三分，佐者次臣一等，还可重用。

如防风，黄芪所畏者，用黄芪，防风只可用一分，多则反

---

① 遇：《慎斋遗书》作"用"。

致不效。用羌活，须与当归并用。

凡病和之不足须补，补而不愈宜发，此为不易之法。

中气足升清降浊，诸症皆愈。倘宜用寒凉药，须用一二味，引入小便，能使中气不寒，更全表里，就是也。

伤寒内中知内伤，杂病知在脾胃上。又有寒热佐引使，何愁百病多般样。

神昏气促难寻药，久病形脱并音哑。自汗潮热或泄泻，不必短细紧豁数。

四五表里热不解，病在内伤脾胃下。渴热上汗下干涸，补中行上又达下。

自汗也，潮热也，泄泻也，病之常也，概而兼之，则难矣。

心肺为阳，阳中有阴，故上行极而下。肾肝为阴，阴中有阳，故下行极而上。胃气上升于肺而为气，从肺回下则化为血，人身胃气升降，而气血自然生生不已。

人身以阳气为主，一分阳气未绝，不至于死，一分阴气未尽，不得成仙。

清气在下，而助命门火，故阴气绝。浊气在上，则填塞肺气，肺不能行降下之令，故大便闭。

凡人一身，只阴阳二气，若阳气发生^①，阴气皆化为血，阳若不足，阴气皆化为火。

凡生病处，皆为阴为火，为阳气不到，阳气所到之处，断无生病之理。

---

① 发生：《慎斋遗书》作"生发"。

头晕

有肾虚而阳无所附者，有血虚起火者，有脾虚生痰者，有寒凉伤其中气，不能升发，故上焦元气虚而晕者，有脾虚、肺虚肝木无所制而作眩晕者。中气虚痰气逆上，亦致头晕。

一人头晕，日久不愈，此因房劳过度，肾虚而阳无所附耳，宜六味地黄丸加人参一两，为丸服。

一妇常头晕。人参一钱、白术八分、山药一钱、莲子五个、当归一钱、茯神一钱、元眼肉五个，水煎，不拘时服。

补脾阴养心血，脾虚生痰头晕，四君子汤加半夏、天麻。

血虚头晕，便燥。当归一钱、川芎八分、白芍一钱、生地一钱、细辛一分、荆芥穗七分，血虚则火起，火起则头晕，四物养血，辛穗散火。

一病久坐反头晕，下身无力，左寸脉短涩，肾脉大。

人参一两　黄芪一两　甘草五钱　当归一两　枣仁二两　茯苓二两　熟地二两　丹皮一两　山萸一两　枸杞二两　杜仲二两　肉桂七钱　木香七钱　山药二两　元眼肉半斤

煮烂，捣丸。

动则阳升，静则阳气下潜。上焦阳虚，故反眩。保元补上焦元气。下身无力，肾脉大，皆肾气不足，故用地黄补肾等药。左寸脉短涩，心血不足，参、枣、归、桂、元眼，可养心血，此方心肾之药。

一妇常痰作晕，手足心热，用六君子汤去人参，加当归、白芍、黄芩、薏苡仁。此脾阴不足，生痰不生血，六君子、苡仁补脾去痰，归、芍、黄芩养血清热。

一妇头晕，左手臂痛，并背一点痛。当归、川芎、白术、天麻、茯苓、甘草、半夏、栀子，此方治痰与火之药。

一人头晕，咳嗽，吐痰。半夏、茯苓、陈皮、白术、天麻、白芍、当归、肉桂少许，此方温肺治痰之药。

一妇头晕，久坐浑身作胀板痛，左手脉缓大无力，右手有力带滑，乃血虚有痰。人参三分、当归一钱、川芎五分、肉桂一钱、陈皮五分、半夏七分、防风二分、蔓荆子五分、杜仲七分、小茴五分、甘草五分，丸药加木香、香附，用半夏曲。津液生痰不生血，坐久则气不行，故痰凝滞，而浑身作胀板痛。

一人服凉药太多，头晕耳鸣，用补中益气汤加蔓荆子、川芎，一帖后去川芎，加远志、石菖蒲。寒凉伤其中气，不能升发，故上焦元气不足，而有是症。

一妇脾脉洪滑，六脉虚滑，举按俱不足。外症头晕作痛，身作痛，手足如绳束，晕来死一时辰。外实内虚，不足之症。四君子、半夏、生姜、莲肉、苡仁，水煎。

常服方。半夏、南星各半斤，滚汤泡九次，又以姜一二斤，捣汁浸干，又以竹沥四五碗，又浸又晒，以干为度，研极细末，不拘时白糖调服。

头晕，晕来，死一时辰，痰气厥逆，心神不清也。身痛，手足如绳束，痰凝滞也。四君、夏、苡，补脾去痰，重用生姜豁痰滞开经络，莲肉，安靖君相火邪，心清而晕死之病可却。

一人凡遇劳役，头晕遂倒，大便不泻，此乃脾虚不能统痰故也。方用白术四两、半夏一两、生姜一两，三味，先将水五碗煎一碗，又二碗煎一碗，前后三碗，共熬半碗。每服入白糖一二匙，和服之。此脾虚生痰，劳役脾气益虚，故痰气厥逆而遂晕倒。

一人浑身如在空中，眩晕不宁，胸前热跳，腹中不和，牙关相合，似不能开，肝若急，木生火也，齿缝常出血，为病多端，六脉浮缓，按下不清，盖木位之下，金气承之。此病得之酒色劳碌太过，真内伤症也。医反作有余治，则脾虚肝旺，肺气已先亏损矣。肺虚，肝木无所制，故其病如此。宜补脾阴不足，则肺气复，水能生木，其病自除。方用四君子、山药、桔梗、苡仁、扁豆、神曲。

如胸膈饱闷，加砂仁，炒研三分。腹中不和，加木香三分。便燥，加当归、白芍。服药后，脾气复，清升浊降。调理十全大补汤，梦遗六味地黄丸加芡实、益智仁。

脉浮中气不足，缓脾气不足，诸症皆火焰煽动，在他人不知费多少力气，而独主参苓白术散者。脾属湿土，湿气上行，火自下降，是为脾气复，清升浊降也。此最细心处，正方不用木香、砂仁者，恶其燥也。苡仁虽云去湿，然气微寒，观其去热筋拘挛主消渴，则滋润可知矣。

治肺热上壅，吐稠痰，喉中不利，头目昏晕。川芎、枳壳麸炒，各等份，蜜丸，每服十丸，温水下。

头痛

大凡上焦有病，气虚不能行血，血行而气自生。下焦有病，气滞而血无所化，行气而血自生。

上焦气分反行血，如胸痛，多属血滞，实因气虚不能行血，乃不用参、芪补气，而用芎、归、紫苏之类。下焦血分反行气，盖血从气生，气不达下，故血不化，宜引气下达为主。如小腹痛，用吴萸、小茴之类。始焉气虚不能行血，久则血凝，而气又不能补，故行血使道路疏通。上焦开发，宣五谷味，而气自生，如嫩萌芽被土石压住，灌溉何益？去其压之者，而生机自勃。

高巅之上，惟风可到，头肿脚肿，风湿可辨。

凡痛，须分上、中、下。上焦，血分，宜兼血治，宜补。中焦，宜消食燥痰。下焦，宜温暖。上焦虽曰气分，有心在焉，实血所由生也，故曰血分，宜兼血治。

凡头痛自汗，气不能荣卫，属气虚，四物汤去生地加人参，再随经加止痛药。发热属血虚，四物汤主之，亦随经加止痛药。风热，四物汤加羌活、防风、蔓荆子之类。余各对症，加止痛之药。四物得地，则沉阴下行故去之，加人参则兼补气矣。发热，阴不胜阳，故纯用四物。东垣云：头痛皆属血虚，故以四物为主，随其兼症而加减之。发热，不用寒药而用血药，此心法也。

一人患肩背痛，头痛更甚，脉左手细，右手豁大。中气不足，虚火上炎，用补中益气，加川芎、蔓荆子，三帖而效，至五十帖而痊。

头为诸阳之首，病①人头重，不能抬起，阳虚不能撑持也。

面为诸阳之会，邪所不容，面上生疮，是邪阳胜，正阳虚也。

一妇年四十，右半身头痛，发热，目痛，小便白浊，脐中出水，饮食减少，此脾阴不足也。苍术炒、白术一钱、人参七分、炙甘草三分、陈皮五分、吴萸一分、黄连酒炒黑，一分、姜三片。头痛、发热、目痛，皆属肝火，故用吴萸、黄连；白浊、脐中出水，皆脾阴不足，湿热为害，故用异功。

---

① 病：原为"症"，据文意改为"病"。

一症①，左太阳痛，遇辛苦劳碌即发，左三脉和缓，右寸浮洪，胃脉缓大。此虚火太炎故耳，宜滋阴养血为主，用加味地黄丸。熟地三两、山药三两、山萸一两、丹皮五钱、茯苓七钱、泽泻五钱、人参七钱，蜜丸。

一妇年十七八岁，自两太阳痛起，到眉眶额上尽痛，胃口嘈杂，觉内有热，时冷汗出，经水过期。此风热上壅头目，胃口有热故也。用四物汤各一钱，连翘五分、荆芥一钱水煎，食后，热服。四物得连翘，可以清胃口之热；得荆芥，可以散头目之风热。额上痛，属肝，用川芎；两旁痛，属胆，用柴胡；脑后痛，属少阴，用细辛；正额、两目、眉棱痛，属阳明，用白芷。

一妇头痛不可忍，大便燥结，四五日一解，用川芎七分、当归一钱、白芍一钱、荆芥一钱、蔓荆子五分，不效。恐荆芥虚其表气。一帖后，用当归一钱、川芎七分、白芍一钱、陈皮五分、半夏五分、茯苓五分、甘草三分、细辛二分、山萸五分。丸用六味地黄丸加细辛，服数帖，不痊愈。恐其湿热在中焦，非利何以使阴血上行？白芍一钱、黄芩一钱、甘草四分、白术六分、猪苓八分、茯苓八分、泽泻一钱。如不用泽泻，加木通五分，一二帖愈。便燥，则头痛，为血虚无疑，故重用四物汤，芎、归、芍阴药也，二陈开豁胸膈，细辛升阴血上行，而去头疼。

一妇头痛，恶寒发热，腰痛。陈皮七分、半夏七分、茯苓一钱、当归一钱、甘草五分、川芎七分、紫苏五分，姜煎，热服。

一人常泄泻头痛，四苓散加砂仁、人参，头痛未已，四君子加莲子、砂仁、泽泻、芍药后，补中益气加干姜而愈。调理四君子，加山药、益智、砂仁、白术、苡仁、芡实。泄泻而头

---

① 症：疑为"病"。症：疑为"病"。

痛，脾气不能上升也，故用补中而愈。加干姜，可以止泄泻。

一人病初发时，左阳明经先痛，次及眉棱上，数细筋下垂，通眼亦作痛。起后，即畏风寒，手足冰冷，四肢无力，口内津液皆化为痰。合眼一开，觉有金光。午时起，至申时后，遍身冷汗如雨，头脑尤甚。手足亦渐热。发时，断不可进饮食，如强食，或冒风寒，则太阳眉棱尽痛，并吐至夜半少愈。即明日，虽好茶饭，不能多进。少年时饥即起，此时或虚劳，或遇风，或遇热即发。八月间，看脉，人长脉短，重按无力不清，大虚之症。丸、煎俱用十全大补汤正方，无加减。

眉棱痛，津液成痰，血虚起火也；畏风寒，手足冷，冷汗，头汗，阳气虚也。十全大补汤，养血兼补。

一妇头痛，胸前如冰冷，时有寒痰，饮食后时恶心，胃口不健，两手寒，夜不眠，恍惚怕惊，四肢无力，背心痛，满身骨节痛，用黄芪、四君、当归、秦艽、干姜、益智，愈。胃口不健，四肢无力，脾胃不足也；胸冷，寒痰，恶心，上焦虚寒，阳不足也。四君、姜、智补而温之。背痛，头痛，气虚也，故加芪。不睡怕惊，骨节痛，血虚也，故加归、秦。

一妇头痛极即晕，六脉按之有余，浮取带涩。此阳中阴虚，汗之即愈。当归一钱、川芎一钱、蔓荆子五分、荆芥一钱、枳壳五分、生姜五片、防风三分，热服四帖。

调理八珍去参，加玄胡索、益母草。阴中阳，滋润之气也，此气一虚，便有燥火。按脉有力，血分有火，浮取带涩，血不足。此血虚有火，故用养血散火之剂。

治目风眼寒及偏正头痛，夹脑风，鼻流清涕，目垂泪，疼痛不已。用熟石膏二两火烧研细、炙草五钱、川芎一两，葱白煎汤下。

男、妇气盛头痛，产后头痛皆治。川芎、乌药等份，每服一钱，茶清下。

神圣散　治脑风，邪气不散，项背怯寒，头痛难忍。

麻黄去节　细辛去苗　干葛半生半炒　藿香叶

各等份为末，每服二钱，煮荆芥、薄荷，酒下，亦治血风。

一妇左颊上肿起，不红不痛，此脾胃中湿热，不能达下，用升阳散火汤。

羌活五分　防风三分　枳壳五分　神曲五分　黄芩三分　赤茯苓七分　半夏　干姜　人参一钱　肉桂　黄连酒炒，二分　细辛一分　芍药七分　姜　枣

煎，食远，热服。

假火

一人眼痛，大便难解，已服大黄半斤，眼痛微退，便渐溏或开①，以为真火。调理两月，舌干口渴，内热烦闷，腰如火烧，胸膈痛，一日一吐，诸药不愈，发热自汗。五日来请予视之，曰：此内伤不足之症，再用寒凉必死。病者曰：吾乃火也。不从而反。六日又请予仍如前说，主人曰：火也。又反。三请之时，其病危，余仍前说，主人曰：听命。予曰：要参三五斤，方可。主人亦听命。乃用保元汤，加附子、干姜、肉桂、当归、白术。四帖微汗，将至五帖②，身微疏畅。服至三十帖，用参半斤，大便顺，身热退，而怕寒。后更加鹿茸，服参三斤。来年六月间，仍用棉被棉袄。附子七八十个、人参、干姜、鹿茸各十斤而病愈。

---

① 开：《医家秘奥》作"闭"。

② 帖：原作"味"，据《医家秘奥》改。

寒凉伤胃，阳气愈陷，阴火愈升，单温补中气。已经下之，自汗，自吐，非虚而何？宜大补大温以治之。无疑矣。

一内伤病，似疟非疟，医以八珍汤加麦冬、五味，调理一二月，不愈，作真疟，终用截药一剂，即形如死尸。喑哑，身若火焙，大便结燥，小便尿血。此阳陷而阴绝。只举阳而阴自生，连用附子理中汤三剂，吃粥一二杯，肩上知痛。即就痛处，皮破。以保元汤，加干姜、肉桂服，从上而下，好一块，破一块。二三月，上身肉长。下身，脚伸不直，乃以牛膝、汉防己、五苓散利之，再以十全大补汤一二月而愈。截药辛烈，中气虚陷，尽成燥火，从上而下破者，阳气回也。必破者，阳燥而未润耳。

一人身大热且红，两眼火出，口干燥，手按地，脚入水盆中，亲疏不避。服黄连解毒汤一二帖，愈甚。察其脉，豁大而无力，知其病在心之脾胃虚也。且有淫行，心气耗散，必非凉药所能愈。用白术一钱、干姜一钱、人参三钱。其不用甘草者，生则恐泻心气，炙则恐缓中，而脾胃中火邪不得出也。三味，煎服，不踰时，引被自盖，战汗出而愈。

豁大无力，虚火可补，素有淫行，则心火炽，故心气虚，而不用甘草，始而热者，阳外阴内也。引被自盖，阳回于里，寒逐于外也。战而汗出，邪却正胜也。

汪虞龙夫人，患喉塞，左肋如刀剑割上似枪碎，痛极。诸医，甘桔汤加玄参、天花粉、三黄汤、石膏，已二十剂痛更加。招予诊之，六脉短数无力，症重可救，用茯苓补心汤，略愈。因有参，自言少年至中年，毫未见参，不从。诸医照前寒凉更加一倍。再一月，不进饮食，潮热，渴欲饮水，常食梨、藕、柿，无一止渴。热极无奈，复来请予，曰：寒极似火。降重，清气尽已下陷，浊气填塞在上，宜补中益气汤加附子可也。五帖，而渴除热止，仍气在喉中不安，后用参苓白术散，饮食渐进。腹痛加砂仁，维补中益气再加猪肚丸，而安。大便常七八日一解，用二陈、枳壳一帖，常用八珍去生地。

一人少年，十三四岁。脾胃弱，手热。乃心火乘脾，脾阴不足。白术四两、白芍二两、甘草一两、生姜一两，同捣，水煮熟，焙干，研末。神曲糊丸，午前，饭汤下六十丸。术、芍补脾阴，生姜、甘草合而散火也。

一人年十六，身常热，至天明微汗而愈，口干，五心烦热，善食而瘦。皆曰火，又用补中去热，又用黄连，又用滋阴，皆不愈。予曰：此脾虚，故五心烦热，用参苓白术散，加当归、芍药，十帖而愈。脾虚，宜参苓白术散；胃虚，宜补中益气汤。脾阴不足，故加归、芍。

吴右文，先因失血，起则心胸火动。二关脉浮，尺脉微数。药用寒凉，阴火愈起，用归脾汤加丹参、毛竹叶五片、灯心一握，水煎，临卧服。浮数，起火之脉。血虚起火，多用归脾者，盖心血亏则心火旺，火乘土位，是至而不至，心不归脾矣。归脾汤，甘温入胃，气蒸于心，津液变化为血，故心火息，心血生，而后脾有统，火来生土，故曰归脾。

有一妇，从小腹、丹田冲上，而遂吐清水。此因恼怒、劳碌，火气逆上，丹田虚寒故也。用白术二两、白豆蔻五钱，共末，早饭后，每次白滚汤送下一钱。盖白术补脾，豆蔻温肺，此药服之，则金水相生，其病渐愈。倘在男子，下焦纯阴无阳，不治之症。寒气上冲，肾水逆行。

一妇身热如火烧，喜食生冷，手足用水窨，烦躁，不食，小便短，不喜言语，昼夜不睡。且家贫，五月后，皆曰死。左手脉沉细，右尺大，此阳陷于阴分，当从汗愈。用补中益气汤、和中散加附子。一服汗至脐，二服大汗，愈。寒极似火之症。诸症皆火，唯不睡似于胆寒。左尺沉细右尺大，为阳下陷。补中或能用，加附子和中，非神明者不能。

一人寒热交作，每日一次，闭目，热不可当，脐下复觉有物，肛门如火烧痛。此清气下陷，名为假火。用补中益气汤，加小茴、益智各五分、吴萸三厘，神效。清阳下陷，表之阳虚，故郁而为寒热。

血证

血证属火无二议。五脏六腑，皆出血之症不辨，来时是火，至后属虚，一概寒凉，则胃气渐虚，生发之气渐衰。不知血以气为主，血无气养，则血不归络。月三发，月三寒，自然成阴虚火动之症。脾肺二经已损，咳嗽，喘促，泄泻，理必然也。血热动火，可用滋阴。若血虚起火，误用滋阴降火求愈，不见天之大雨，是滋阴也，反击动其火，草木皆烧，金石俱破。滋阴，何处分别？四物汤，治血之有余，不治血之不足。若论不足，男子当用，女子不宜也。俗说：阴虚则发热，气虚则生寒。血后，寒热往来，是气血两虚，热宜滋阴，或寒、或汗，又何治之？但见咳嗽，便云肺热，不用人参。东垣甘温除大热，非耶。庸言甚众，惑人害心，自汗，潮热，肺热而自汗，肺虚而自汗耶。医者，不察是非，但固表，而不实其心也。治之不救，待天命而已。虽有救人之心，庸言甚众，精言极希。自古明医不遂意，此之谓也。但见阴从阳生，未见阳从阴生也。妇人产后，血脱。益气，圣人之法。虽有杂症，亦未治之。一句宜推之可也。若血虚无疑，宜用四物汤。

《素问》何言，血脱益气，是假言耶。血药，治血之有余，不治血之不足。寒凉，治火之有余，不治火之不足。吐血后，滋阴降火，则胃失生发之气，脾肺先绝，至死不救。贫者得生，富者多死。明者早知退审，庸人渐进，数而已矣。

血无气领，血不归原，火载血妄行，逆也。复用寒凉，强为降下，不逆而又逆乎？曷若发而散之，之①为愈耳。

吐血证，不宜单用四物汤。四物汤，治血之有余，不能治血之不足。须用人参补气，气能固血，令阳生阴长也。

人以血为主，胃乃生血之源。阳气不足，陷于阴分，则血不生长，气皆化而为火。若阳气升举，则血散布于四体，气无凝滞，血何病之有？

寒凉泻火之有余，不能泻火之不足。若五脏无病，只肾虚血动，故用寒凉，滋阴降火。若脾虚下陷，阴火上升，复用寒凉，则无根之火降之愈焰，而喉痛喑哑之病作矣，危亡其能免乎？

脉见豁大无力，可延。若短数、紧数、细数，豁大有力，俱不祥。

失血证，皆见芤脉，随其上下，以验所出。盖失血，脉贵沉细，若浮大难治。治法，以苦甘寒药散火凉药②为君，以辛味③开郁利气为臣，以升提药俾复其位为佐，以酸涩药止塞其源，以甘温药收补其后，如此未有不愈者。

左胁下积血，脉不短数，尚可迁延，用乌药二分磨酒服，枳壳三分亦磨酒服，亦可暂时住痛。

---

① 之：疑衍。

② 药：《慎斋遗书》作"血"。

③ 味：《慎斋遗书》作"凉"。

吐血久而不愈者，肾虚不纳气故也。杂病久而不愈者，脾虚不能统血故也。故血证宜求之肾，诸病宜求之脾，不易之论。

阳气上升，其血必然下降。倘气不升上，血必不复下。可见气有生血之妙，血无益气之功。此河间之论。

阳气上行，贯于百脉，故血各循其经。气不上升，血无气引，故妄行而吐不止。

论药味专司。川芎血中气药也，通肝经，性味辛散，能行血滞于气也。地黄血中血药也，通肾经，性味甘寒，能生真阴之虚也。当归分三治，性味辛温，全用能活血，各归其经也。芍药阴分药也，通脾经，性味酸寒，能凉血，治血虚腹痛也。求阴药，必取则于此。血虚，以人参补之，阳旺则生阴血。辅佐之属，若桃仁、红花、苏木、血竭、丹皮，血滞所宜。蒲黄、阿胶、地榆、百草霜、粽①灰，血崩所宜。乳香、没药、五灵脂，血痛所宜。苁蓉、琐阳、牛膝、枸杞、益母草、夏枯草、败龟板，血虚所宜。乳酪、血液之物，血燥所宜。干姜、肉桂，血寒所宜。生地、苦参，血热所宜。此正治大略耳，其变无穷也。

凡吐血病症多起于伤风外感，用茯苓补心汤，治之为宜。

吐血多因伤寒、伤风，未经汗解，鼻衄或吐红痰，不问来由，一切滋阴降火，损伤胃气，寒极化火，而不知其意，此正补心汤症。

吐血之症，未免七情所伤，或咳嗽日久而来，或因伤寒表里不清渐传至，心气虚耗，不能藏血，五心烦热，咳嗽吐血，及妇人怀孕，恶心呕吐，皆用茯苓补心汤。

茯苓　半夏　前胡　人参　川芎各七分　紫苏　枳壳　桔梗

---

① 粽：疑为"棕"。

炙草　干葛　陈皮各五分　当归　白芍　熟地　姜　枣

　　煎服。

　　此方，血后气逆上涌，胸膈饱闷，咽嗌不利，或喉痛，可服。虚火上攻，降火甚速。一次三四帖则止，再来再服。

　　心火下降，心之平也。若炎上，则亢害矣。茯苓引心火入肾，故以补心名之。

　　妇人怀孕，恶心呕吐，用茯苓补心汤，独以茯苓名者，盖脾郁湿热，子令母实，心火盛而血枯，心无所养。茯苓利去湿热，则心火退而神安，此所以补心名之也。

　　吐血证，宜茯苓补心汤，从肺中发出火邪，金不受克，病自易愈。若用寒凉降火，脾土益虚，迁延咳嗽，遂成痨瘵，喘胀泄泻而死者，多矣。

　　凡咳嗽吐红发汗，用茯苓补心汤各一钱，甘草减半，自汗不宜，或潮热咳嗽，八珍、陈皮、贝母、五味，防泻。

　　胸中老痰属热，贝母、海粉，是也。

　　口吐清痰属虚，人参、白术，是也。

　　吐血，先血病而后吐泻者，无忘其吐泻，四君子加归、芍之类。先吐泻，而后血病者，无忘其血，四君加黄连、栀子之类。吐血，宜行血、凉血、和血、补血，茯苓补心汤，六味地黄汤，或四物汤加干姜，八珍汤加陈皮、贝母、麦冬、五味。血病必从血治，此为正法。

　　凡吐血证候，多从伤风起，火郁宜发之，四物二陈汤加干姜、紫苏、前胡、桔梗，大便秘加枳壳，渴加麦冬、五味子。

　　凡病先防胃伤，再思治之，最宜六味地黄丸，或八珍汤加减。热亦不宜，寒亦不宜。血怕气滞，恐失生发之意，反变而为火。吐血证，用六味地黄丸，山药、茯苓补脾以统血，熟地、丹皮引血归经，山茱萸敛肝气，使之藏血也。气上行则生水，下行则反化火，十全大补汤加减。若微有潮热，补中益气汤加黄柏；嗽，五味、麦冬；有痰，不必用痰药；嗽久，紫菀、冬花、百部、乌梅、甘草膏，或加百合。但用凉药多，必变泄泻，喘促喉痛而亡。

治自汗潮热之有准，补中益气汤加沙参。有痰，加贝母；嗽，加五味；血不断，去贝母加干姜；骨蒸，加知母；口干，加麦冬。

干姜，脾肺两经药也。吐血证用之，温暖中气，使血各归于经。

先吐血后见痰嗽，多是阴虚火动，痰不下降也。先痰嗽后见红，多是痰积热火。吐血不止，以干姜泡，用童便调饮，从治也。

吐血阳盛阴虚，故血不得下行，因火炎上之热而出。大法，补阴抑火，使复其位。山栀清胃脘之血，桃仁承气治气塞吐紫血。

血蓄下焦，妄见妄闻者，是阴分之邪，上干与阳，故名如狂，非重阳之狂也。故用桃仁承气汤加桂枝，不清上焦心火，单行下焦瘀血，此釜底抽薪，治其本也。

血来淡红色，犀角、羚羊角，磨水服。鲜属热，淡属虚。

一人患吐血，声哑，用茯苓补心汤，五服而哑愈，再来再服，兼补中益气汤调理。

一妇吐血，身热来则背痛胀，服茯苓补心汤。五剂后，用六味地黄丸加人参、干姜。二年后，患疟患痢，皆大补气血而痊。身热血虚，背胀血凝气滞。

一病，素患咳嗽，末年吐红。诊之六脉微数且芤，用茯苓补心汤。

当归一钱　白芍一钱　川芎五分　陈皮五分　生地五分　半夏六分　甘草七分　五味五分　紫苏五分　前胡五分　桔梗五分　枳壳五分　人参五分　生姜三片

再用六味地黄丸加减。

山药一钱　茯苓八分　生地黄八分　山萸四分　丹皮五分　人参五分　五味子二分　百合四分

水煎，不拘时服。余血不止，加黑姜三分，六味丸去泽泻，加人参、百合、五味、甘草，肺肾之药。丸方补脾阴之不足，紫河车一个、人参一两、白术二两、白茯一两、甘草一两、山药二两、砂仁五分、莲肉二两、当归二两、白芍一两，共末用。紫菀三两、冬花一两、百合二两，熬膏，再加蜜丸。

一人左寸芤，肝脉弦紧，肾脉弦数，右三脉微弦还缓，惟命门脉缓大。《经》云：阳盛阴虚，下之则愈，汗之则死。此思虑劳伤心血，兼以房劳郁怒，喉音哑，吐紫血。阳气下陷，火上蒸于肺，火郁宜发之，茯苓补心汤。阴虚，宜养阴，六味地黄汤。

茯苓补心汤

当归七分　生地一钱　茯苓一钱　川芎五分　白芍一钱　人参四分　半夏五分　陈皮五分　甘草五分　紫苏五分　干葛七分　桔梗五分　枳壳五分　前胡五分　姜　枣

六味地黄汤

生地一钱　山萸七分　泽泻七分　丹皮六分　茯苓七分　当归一钱　赤芍七分　山药七分

火不下行，小便赤涩，加牛膝五分。无火，加肉桂、生姜三片。

左寸厾脉心血不足，肝弦紧，肾弦数，皆为有火，命门缓大，阳气下陷，故用补心汤以散火，六味丸以养水生木，左关尺之紧数可退，加归、芍养血，以平左寸之厾，其引经云者，宜用辛凉养阴，不宜燥热助火也。

一人咳嗽吐痰，痰中有血。火时起，药用清凉，有年矣。恶心，肝脉细紧，木不主生发故也。补中益气汤加干姜，丸用山药三两、茯苓二两、熟地二两、枸杞五钱、黄柏四钱、五味子三钱、人参一两，蜜丸。

细而紧，肝气不足也，中气足，则能灌溉肝经，六味加减，补肝之母。

一人吐紫血二次，左三脉细起，右三脉带紧，细为不足，紧为表虚，不能卫风寒，中气不足，不治，细转为数，即难治。煎用补中益气汤加黄柏三分。丸方：生地三两、山药三两、茯苓七钱、泽泻七钱、山茱萸一两、丹皮一两、黑干姜四钱，炼蜜丸，空心白滚汤下七十丸。

《难经》云：脉数，则无水，起为有火，细而数，阴虚火动矣，故难治。

一人心事忧郁，劳役酒色，吐血中有成块者，决之不破，用补中益气汤、归脾汤，数十剂不去，病亦不甚加。后一医用滋阴降火，病日增。火时来，下肉脱，胸中觉胀闷，原系血中气病，宜补血中气，人参六分、干姜五分、生地一钱、茯苓七分、山萸五分、山药一钱、泽泻五分、丹皮五分、姜、枣。六味丸，阴药也，加人参、干姜又补阴中之阳矣。

一人咳嗽一年，痰中见红，自汗，怯弱，妨食或不欲食，腹中不和，口不知谷味。肺脾二经受病，身微热，人不察虚实，或作外感治之者，或作痰火治之者，或作阴虚火动治之者，皆不效，以为痨症。予诊其脉，左手沉细无力，右手豁大而缓，此内伤无疑，上吐红痰，下兼肠风大作。中气不足，脾虚不统故也。用干姜二钱、肉桂七分、半夏一钱、甘草五分、五味子五分，姜水煎，热服三帖。愈后，用补中益气汤加干姜十帖，愈。

中气虚不能固血，故上红痰，下肠风。温肺则金浮火降，红痰可止。重用干姜固中，则肠风可除。去芍不欲寒中，去壳不欲破气，去辛欲敛不欲散也。温肺汤去三味，肠风用厚朴丸。厚朴、生姜各四两，同炒焦黄色、白术、麦芽、神曲全炒为末，米糊为丸，空心清米汤，送下百丸。永不发。

右①埭陈友，年三十五六岁，性嗜酒色，急患吐病②，一日三五次，更不思食，一日吃粥只一碗，滚酒反用数盏。每日清晨，粥再吃一碗，前粥尽行吐出，吐后反腹胀，时时作痛割酸，昼夜不眠，吃滚酒数盏略可。每日如此，近七月矣。更医数人，并无言及于积血者，俱言不可治。予诊之，六脉短数，幸滋润不寡，详论其症，吐后宜宽，吐后反添胀满，见滚酒微可，此积血之症也。盖酒是邪阳，色亦邪阳，邪阳胜则正阳衰，又兼怒气伤肝，肝不纳血，思虑伤脾，脾不统血。中气太虚，血不归络，积血中焦无疑，宜吐宜利。但脾胃太虚，不使阳气生发，阴寒何由而消也，先用六君子，白术用苍术制过，加丁香、草蔻，三十余帖，再用良姜一两，百年壁土煮三四滚，待土俱化切片、陈皮去白、草果、人参、白术、茯苓、胡椒、丁香、细辛各五钱、炙甘草一两五钱，前药共为极细末，空心，青盐酒送下二钱。

胃者，传化物而不藏，故实而不能满也，血积胃中，实而满矣。故不能容纳米谷，腐熟变化，而吐出，若痰气积于中焦，

---

① 右：《慎斋遗书》作"石"。
② 病：《慎斋遗书》作"血"。

吐出则减故宜宽。积血中焦，吐则气血上浮，泛而起故胀甚。血寒则凝，热则行。丁香、草蔻、良姜、草果、细辛、胡椒，温而散之也，必主之。以六君异功者，补助胃气，运行药势，且不令辛热之气，耗散胃气也。血凝胃中，如冰凝地下。胃气温暖，凝结自化，如阳从地起，纵黄河坚冰山积，不觉倏尔泮涣矣。阳不可御，其仁者无敌欤。

前药专在扶阳，积血阴寒凝结，阳旺而阴自化。服药后，血行下者为吉，乃从上吐出，连吐六七碗，胸中闷乱，手足逆冷，不醒人事，急煎人参五钱、干姜一钱遂静，定后胸中饱闷，脐下火起而昏，茯苓补心汤一剂而安。后用人参、干姜，六味地黄丸。调理，八珍汤而痊。再用山药、莲子、薏仁、五味子、干姜少许，服至一月安。至十月复发寒热，一日一次，闭目发热，脐下有物件胀坠，似疟非疟，肛门如火，似火非火，此是清气下陷，填塞下焦，用补中益气。似火，加益智、小茴各五分、吴茱萸三厘神效。

血阴寒凝结也，阳能开之；妄行也，阳能统之。"扶阳"二字，真造化在手。胃中闷乱，手足逆冷，阳气虚也。血虚气无所附，故膈下火起而昏，智、茴引火归原，吴萸破已坠之气。

水阴刘友堂令郎，先因疟疾，或三五次而止，或六七次而止，酒色无度，年后患吐红症，俯仰不得人，足身无转动，上吐下泻十余日，饮食不思，诸药不效，用山药、莲子、甘草五分、黑干姜五分、五味子七分，一服而愈，三月后，用寒凉致潮热喘促而亡。惜哉！

山药、莲子、甘草补脾之阴，脾能统血，干姜固中，止下泻血，五味敛肺气，直达于肾，止上吐血，五分、七分大固大敛也，少则挽狂澜于既倒。

一人吐红内带瘀血，服滋阴降火一百帖，兼自汗潮热，人参、干姜、六味地黄汤各一钱、用生地一钱十帖而愈。后调理，四君子加沙参、当归、白芍、山药、莲子、薏仁，间日早晨服六味地黄丸三四十丸，单补脾阴之法。

嘉兴贺老先生，劳碌思虑太过，患吐红症。自北而南，诸医皆用凉药退热之剂，一年余矣。肌肤渐瘦，但饮食比前加多，脾泄反愈。后又北行复吐红，如前治之。又及半年，二十二年冬末，察其脉，六脉俱弦紧，幸有胃气，补脾温肺五帖后，胸前顿开，脾泄如旧，服至三十余帖，肌肤渐长，诸病渐皆退。三十三年，北行七月又回，仍前思虑劳碌，加之忧郁惊恐，行至淮扬间，微寒微热似疟，用补中益气汤五帖，汗出寒热退。一人作阴虚治之，终五六剂，咳嗽大作，腹中不知饥饿，上咳下溲，几不可治，所赖者脉有胃气，大补中气温肺气一剂，咳嗽反加，嗳气腹中鸣，再二剂知饿，饮食知味，又二剂，前不睡后长睡，服一月，又因思虑太过，饮食所伤，一医用平胃散，未及全剂，后重气下坠，仍用补中益气汤加干姜治之渐愈。大便时见大脓，此亦胃气未复也。常调理方人参一钱、白术一钱、五味子碎，三分、桂芍一钱、山药一钱、益智二分、莲肉五分、生姜三片。

脾泄饮食少，此脾胃虚寒之故也。寒凉太逼，火压胃中，故饮食加多，脾泄反愈。金寒则坚凝，故胸前不开，温肺则活动，故顿开也。脾泄者，脾虚湿热下流也。胃有邪火，涸干其湿，则病隐而不现，故泄反愈。复泄者，邪火退，而本病现也。胃之悍气，为卫，为阳；精气，为荣，为阴。胃气虚，则升发少，故表之。荣卫亦虚，则阴阳不相和谐，而生寒热。补中气温肺气，而咳嗽反加者，邪火反出，而嗳气腹鸣，脾活也。知饿知味，脾气复也。不睡者，浊气不降，神不宁也。能睡者，脾气醒，清升浊降也。

一人嗽，吐红，人参、天花粉，为末，蜜水调服，而愈。

一妇病吐红，白带，子午潮热，脉弦缓，此肝木太旺，脾之真元被木所夺故也。清肺则肝木平，补脾则中气固，而诸病皆退矣。山药二钱、熟地二钱、泽泻五分、丹皮五分、山萸肉五分、白茯苓五分、干姜七分，水煎，不拘时服。一帖潮热少退，三帖潮热尽退。加人参五分五帖后，咳嗽不愈，加减方于后。

熟地一钱　山药一钱　丹皮三分　茯苓五分　山萸三分　泽泻三分　人参七分

水煎。后因余嗽，人参七分、白术一钱、茯苓一钱、甘草五分、白芍一钱、当归七分、姜、枣。

吐红脾不统血，白带湿热下流，潮热口干肝火，脉弦肝气旺，缓为脾土亏，重用山药清肺平肝，熟地制火保肺。药、苓、干姜补脾固中。

一人二十六岁患吐血，药用滋阴降火，四月矣。后咳嗽，痰中见血，脉短数，不治之症，此方调理，犹可迁延。

紫菀一钱　百合一钱　山药一钱　茯苓七分　五味子二分　甘草五分　生地七分　苡仁一钱　丹皮五分

咳嗽痰血，肺病，短为肺气伤，肺之真脏脉见也。数为火克金，六味丸壮水制火。去泽泻，欲养阴不欲泻阴也；去山萸，恶其湿也。紫、合、甘、味、苡仁以保肺。

一人吐红虚弱，上身长肉下身不到，用异功散加当归、白芍、山药、莲子、苡仁，异功加归、芍、山药、莲子补脾之阴，脾能统血也，苡仁引脾气下达。

一人吐血，脉举之细，按之芤，两尺俱起，左尺滞硬，先服散火药二三剂，尺脉有力，宜滋阴降火。

山药一钱　山萸四分　五味子二分　丹皮五分，血止去　茯苓八分　生地饱闷脐下疼亦用，七分　赤芍八分　砂仁热退去，五分

服三帖，去赤芍加白芍、莲子五个。泻，加苡仁；虚，加人参五分、甘草三分；咳，加五味子二分，去山萸；饮食不贪，加神曲五分；心神不安，加酸枣仁炒，六分；胸中气滞，加陈皮三分；喉中热有痰，加贝母五分；吐血不止，加五味子五分、黑干姜五分。六味加参所以补脾，五味加黑干姜，五味所以止吐血之不止。

一人吐红，臭，余热，脉大。

人参　白术　山药　莲子　神曲　甘草　陈皮　贝母　当归　白芍

嗽，加五味子二分，姜少许，补脾阴，清肺火。

治吐血。

百花膏、百合、款冬花，为末，蜜丸，姜汤下。

治吐血，人参救肺散。

人参二钱　黄芪二钱　归尾二钱　熟地二钱　桑皮一钱五分　升麻一钱五分　柴胡一钱五分　苏木五分　陈皮五分　甘草五分　苍术一钱

煎服。

鼻血

鼻血涌出，诸药不止。

生地一两　薄荷一两　藕节一两　柏叶一两　茅根一两　生姜五钱

捣汁一碗，磨京墨，服。

血来大盆色淡者，此药不效。顺逆汤，大附子一两，重面煨，童便制三次，作二分，水二盅，煎一盅，姜汁半盅，入童便一盅服。

鼻衄，安神丸，二三次鼻血，虽一七，不死。

沉香末二钱　栀子末五钱

酒调服。

鼻血不止，用驴粪烧灰存性，塞鼻立止。干旱稻草，煎汤服之。

尿血

小便尿血，苦蕒菜根，水酒煎服。

小便血，升麻干葛根汤调益元散。

尿血，琥珀为末，灯心薄荷汤，下一钱。

血淋，车前根叶，水煎，多煎服。

尿血，久不愈，阳陷阴分，用补中益气汤。

眼痛

一人左眼左背板微痛，枸杞三钱、蒺藜七分、菊花五分、生地一钱、柏子仁二钱、当归二钱。

丸方

山药　茯苓　熟地　柏子仁　枸杞　杜仲　牛膝　黄柏小茴

蜜丸。

背板足太阳之经络，眼属肝，肾气足则经络通畅，水旺则能生木。

一人先泻后眼痛，用升麻葛根汤，加连翘、荆芥、防风。丸用四君子，加当归、白芍、五味子、枸杞、杜仲、山药、牛膝。先泻后眼痛，脾虚火起。

一病素眼痛，左寸关脉俱浮大，用枸杞五两、白菊二两，蜜丸。空心服。

一病眼痛，腹中嘈杂。人参、山药、熟地、甘草，煎服。此脾阴不足，参、草，补脾，得熟地则补脾之阴矣。眼痛兼嘈杂，脾虚起火，故单补脾阴。

一人先损右目，房事过度，胸膈饱闷，痰涎，呕吐酸水，大便三四日一次，左目红肿，疑其阴虚火动，或兼脾土，渐用半年不愈，后患疟疾，饮食如常，又兼呕吐，潮热，冷汗，自汗，大补加附子，不愈。食入反出，大便难，但身无大热，寒多热少，用桂、附二陈，渐愈。不效后用四君子，加陈皮、附子一钱五分有效，其目自明。疟疾寒至先服药，加胡椒汤二碗，三四日诸病退后，左胁下渐硬痛，后用六君子加青皮、鹿血饮酒而愈。

呕吐膈酸，食入反出，脾胃虚也。吐则津液枯，故便难，目肿者，其精气不连于目也。自汗冷者，其脾气不荣于卫也。潮热者，阳气虚上越也。寒多者，阴胜阳也。异功补脾，重加附子大温中也，中温则阳气归原，脾旺则阳气自生，胡椒汤，温中退寒。

一人六月间劳役过度，患左眼痛，左白珠红如血，皮肿且厚难开，白珠胬肉，板连黑睛，足冷过膝，常要极热水洗之，诸药不效，已六十日，当面不见人，皆谓不治，此心火乘脾故也。用枸杞五钱、当归四钱、菊花三钱、白蒺二钱、黄柏、黄连、黄芩、淡竹叶、姜、枣，煎。

柏子仁五钱，生地五钱，初服，上体似热，三帖后，足从小指暖起，眼如云开，其效如神。

心火乘脾，火郁上焦也；足冷至膝，火不下降也。杞、仁、归、地皆血药，血旺火自除，此先生滋阴降火之一法也。再用菊、蒺以散之，微用三黄以清之。

一人饮食不节，劳碌兼房劳怒气，患去后艰难，用大黄等剂通之不效，皆曰体厚，故大黄少而不效，所用皆寒凉通利之剂，医五六月，手足筋转痛极，又如前治之，脚伸不直，浑身不能转动，神昏，渐目不明。皆曰：血虚有火故也。又延之三四个月，一医从东垣法，阳生阴长，用补中益气汤加芍药，一医又加滋阴之药相半服之，服过五六十剂，大汗出而前病渐减，眼亦渐明，脚可落地，此生意也。诸医皆曰：汗不宜出，又忌出多，即用当归地黄汤连服五剂，又以滋阴退火药继之，前痛复止，时下眼不明，脚伸不直，浑身不能转侧，神昏，六脉浮缓，按此宜十全大补汤。

黄芪　炙草　人参　茯苓　白芍炒　当归　熟地　枸杞各一钱
白术　川芎　菊花各五分　肉桂二分　姜　枣

煎。

下多亡阳，筋无血养故痛，目不得血故昏。

一妇人患眼痛，因而用寒凉药，愈后复发，后再医不效，反大便或闭或泻，或三五日身大发热而渴，至八九个月。予看，脉气数，左沉细而数无至数。此气血两虚，脾胃衰而难治，众皆曰：妄言也，后患泄泻潮热而死。

愈而复发，寒凉伤胃，元气不能升也。胃虚则气下陷，填塞大肠，故闭。脾虚则湿下流，故泻。泻则液枯，故或闭，闭则液聚，故或泻。此脾胃虚也，阳虚将脱，化为假火，故三五日，大发热而渴。

眼痛方此即心火乘脾方

当归一钱　生地二钱，俱酒洗　柏子仁二钱，炒　白蒺藜二钱　黄连二分　黄芩三分，俱酒洗　黄柏五分　枸杞二钱　甘菊一钱　生姜三片　灯心廿寸　淡竹叶廿张

水三碗，煎半碗，服。

老人眼昏因肝热叶薄，胆汁减，资心火以补肝，温[1]补凉泻，姜、橘、细辛补之，赤芍、大黄泻之，君神曲而佐磁石，目疾因脾胃有痰饮，浸渍于肝，久则昏弦。

神曲四两　朱砂一两　磁石二两，醋，煅七次

蜜丸，梧子大，每服五十丸。米饮，日进三次。又方，加夜明砂。

耳症

足少阳支脉，从耳后入耳中。

一病年十七八岁，痰厥后失调理，遂致耳鸣时聋，此脾虚少阳火炎故也，用补中益气正方。

一病素善怒多劳碌，患耳鸣，鼻时塞，夜多不睡，乃以补中益气汤，加枣仁一钱、细辛三分、姜、枣，煎。

上焦元气不足，则耳为之鸣，故用补中枣仁敛心神，细辛通鼻窍。

---

[1]　温：原作"湿"，据文意改。

一病耳聋，服补中汤，十全大补汤，病愈后，喉中觉有痰，一二月，复耳鸣，诊之脉浮滑，此痰气留于脾胃中，故也。煎方，补中益气汤加黄柏三分、石菖蒲二分，不治痰而补中，中气足，清升浊降，津液皆化为血，何痰之有？脾虚痰生，故加半夏于白术参苓散中，丸方：

人参七分　白术三两　桔梗五钱　甘草一钱　白茯苓二两　莲肉二两　山药二两　半夏水炮①，二三次

用香油煎，口嚼不麻为度，共末，米糊丸。

一人耳痒，胸膈饱闷，系痰郁火郁，少阳胆病也。

柴胡一钱　半夏一钱　人参五分　黄芪一钱　甘草五分　紫苏五分　白芍一钱　陈皮五分

姜、枣煎。

加芪于柴胡汤中，火散而表不虚，少阳脉不贯胸膈，火炎上故耳痒，陈、夏豁痰，开胸膈，保元补元气，以助紫苏发散郁火。

一人久劳役，腰痛耳聋，常起火，心胸不开，六味地黄汤，加细辛二分、石菖蒲三分，水煎。加此二味，便见心法，六味补肾，可以去腰痛而制火，辛开心胸，蒲止耳聋。

内伤

东垣《内外伤辨》甚详，世之病此者甚多。但有挟痰者，有挟外邪者，有热郁于内而发者，皆以补元气为主，看所挟而兼用药。如挟痰者，则以补中益气汤加半夏、竹沥，仍入姜汁

---

① 炮：疑"泡"。

传送。凡内伤发斑，因胃气虚甚，虚火游行于外，亦挟痰热所致，大补而降之。热痰则微汗以散之，切不可下，恐生危症。内伤病退后，燥渴不解者，有余热在肺家，可用参、苓、甘草，少许姜汁冷服，或茶匙与之，虚者，可用人参。

广按：外伤内感，病之关键，于此昧焉，何足云医。夫外感，张长沙已言之矣，内伤李东垣已言之矣，至于内伤挟外感，未有言之者也。矧外感风寒，则身热鼻塞声重，左手脉洪盛，有余之症，当发不当补。内伤喜怒，饥饱劳役，则身热，口苦。身微热，右手脉洪盛，乃不足之症，当补不当发。至于内伤挟外感之症，又当补发兼施，辨之不可不详，施之不可不当也。予怀是论久矣，及观《丹溪心法》内伤条云：内伤，东垣论辩甚详，世之病此者为多，有挟外邪者，有挟热郁于内而发者，有挟痰者，皆以辅元气为主，看所挟而用药，此得吾心之同然者也。但东垣之言，引而未发，余今补之。如内伤挟外感者，于补中益气汤内，春加川芎、防风、荆芥、柴胡、紫苏，夏加干葛、石膏、薄荷、甘草、升麻、柴胡之类，秋加苍术、防风、荆芥之类，冬加麻黄、桂枝、干姜、附子之类。两手俱洪盛，而身热，鼻塞，口苦兼见是也。如内伤挟热邪，郁于内而发者，则于补中益气内，加火郁汤之类，其人，平素心胸膹，手足发热，小便赤，脉沉数，今脉洪数，身热是也。如内伤挟痰者，则于补中益气内，加半夏、竹沥、姜汁之类，其人肥白，喘满，吐痰，脉沉滑，今脉洪滑，身热是也。外伤内感不同，发表补中有异，如冰炭之相反。使学者，无定见，临证投药，鲜不眩感也夫。

王节齐曰：东垣论饮食劳倦，为内伤不足之症，治用补中益气汤，《溯洄集》又论不足之中，又当分别，饮食伤为有余，劳役伤为不足。予谓：伤饮食而留积不化，以致宿食郁热发于外，此为有余之症，法当消导，东垣自有枳实丸等方，治法具于饮食门矣。其补中益气汤方论却谓：人因伤饥食饱，致损脾胃，非有积滞者也，故只用补药。盖脾胃，全赖饮食滋养，今因饥饱不时，失其所养，则脾胃虚矣，又脾主四肢，若劳力辛苦，伤其四肢，则根本竭矣。或专因劳力过度，或饮食不调之后，加之劳力，或劳力过度之后，继之不调，皆谓内伤不足之症，而宜用补药也，但须于此四者之间审查明白，略为增减，则效矣。

内伤发热，是谓阳虚上浮，下寒上实，内寒外热，是假热也。盖肝、脾、肾三阴在下，三阴中有三阳，若阳气虚阴气胜，则三阳上逆，三阴独滞于下，太阴则无阳明之阳，少阴则无太阳之阳，厥阴则无少阳之阳，阳浮于上，身热所由发也。故用干姜回阳明于脾，肉桂回太阳于肾，茱萸回少阳于肝，三阳下降则火敛而归原，而身热退矣。故曰：干姜、肉桂，退热之圣药也。

凡内伤伤寒，服温肺汤，不宜骤发大汗，盖药中气味，皆辛热药引入，须待良久，候下焦温暖，脐中之阳上达于肺，熏蒸成液，而后腠理开通，自然汗出，则邪热退矣。猛火煎者，取其气厚易达于表，而不留于中也。若汤药入腹，遽用温覆，发出大汗，则津液先亡，药之热气不能发泄，反郁于内而成燥火，故身热反盛，舌干齿燥，唇裂，神昏，燥扰，一切热症，所由作也。当此之时，热势大盛，须用参苓汤，加当归、枳壳、干葛，以和解之，所谓开鬼门，洁净府，上下分彻其热也。

内伤元气下陷，大便或燥，或泻，渗愈于泻。内伤，肌表发热，皆邪阳盛，正阳虚也。参、苓所以助阳，但芪性缓，须佐以附子，则助雄壮之气，领芪直达于表而成功，斯速。

内伤，阳气下陷，为病日久，切宜养正，令邪自退①，药用甘温为主，苦寒却病之药，不过佐使而已。外感客邪，初入元气，未亏，宜却邪以存正，故泻心、承气、陷胸之类，皆所以却邪也。邪退，而阳无恙矣。

内伤，清阳下陷，阴火上升，若用寒药，阳愈陷，火愈炽，火寻出窍。虚者受之，或目痛，或耳聋，或齿痛，从其虚而散也。

凡内伤，病症多端，难以悉述者，五脏皆病也。五脏皆病者，脾虚致然也，盖五脏俱禀气于脾，脾虚不能灌溉四旁，故各脏之病俱见。如民以食为天，五谷一荒，万民俱病。故救荒之策，发粟为先，五脏皆病者，救脾为要。

凡病人，五味皆欲食，食又不能多，此五脏皆虚，脾气不运也。盖一味主一脏，一脏虚则思一脏之味，如曲直作酸，肝气虚则思酸是也。炎上作苦，心气虚则思苦是也。从革作辛，肺气虚则思辛食是也。稼穑作甘，脾气虚则思甘食是也。润下作盐②，肾气虚则思盐食是也。食由脾运，其不能多者，脾气亦虚，不能运化也。

中暑中热

静而得之为中暑，脉沉实；动而得之为中热，脉洪大。

中暑，高堂大厦，炎月避阴湿之中，使周身阳气，不得发越，身形拘急，肢节疼痛，心烦，肌肤大热，无汗，大顺散。

---

① 切宜养正，令邪自退：原作"令邪，切宜养正"，据《医家秘奥》改。
② 盐：疑作"咸"。

干姜　肉桂　麻黄　杏仁　甘草

后用清暑益气汤，五苓散。

《溯洄》云：中暑，亦伤寒之类，宜辛温，轻扬发散，若用大顺散，恐不能解表，反增内烦，用宜斟酌。

行人，劳役得之，为中热，恶热，扪之肌肤大热，里大渴引饮，汗泄，无气以动，热伤肺气，用苍术白虎汤。

汗、泻，津液不能停也，无气以动，热伤气也。

动而得之，为火盛肺虚，人参白虎汤。静而得之，湿火胜金，苍术白虎汤。

以里证俱用白虎，但有苍术、人参之别耳，肺虚用人参，湿火用白①术。

《溯洄》云：苍术、白虎，亦不可轻视为通行之药，必参之治暑诸方，随见症用之。

暑病有二，曰中曰伤。中暑为房室阴寒所迫，使周身阳气不得发越，静而得之，阴证当发散也，调中益气汤加附子。退后，以清暑益气调之。

调中加附子，必下利洞泄，见阴证者。

伤暑者，动而得之，为天热外伤肺气，非形体受病也，五苓散、香薷饮之类。

---

① 白：疑作"苍"。

卷 二

伤寒 [①]

看伤寒脉法，因归重脾胃论

浮在表，沉在里，有"虚实寒热"四字。浮而有力则表，无力则温，沉而有力则下，无力则温。杂病，浮有沉无，迟一点数无至数，病难痊。人病脉不病者，脉来不大不小，不长不短，生。脉病人不病者，脉至细数无神，紧数无力，死。或自汗，泄泻，潮热，表不能清，里不能和，将何以治之？盖泻，则在理脾，主甘温，保元、四君五六剂，不愈难治。诸病，有吐泻见症，吐属胃、泻属脾，莫忘脾胃，虽有杂症亦末治之。气短脉有力属实，无力属虚，气脉俱长者易治，虚损气促者难调。久病不宜脱形，若内伤虚损不足之症，不拘药之多少，宜久服有效。如药力未至，必不能成功，补中益气汤加附子，无汗加羌活。若自汗发热，保元加白术、桂、附、归、芍、二陈，必愈。

凡病一七后或久，阳虚无疑。因胃失发生之气，保元甘温

---

① 伤寒：原无，据目录加。

退热之圣药也。舍此而乱用寒凉，小柴胡之类，死无疑。虽大便结燥，阳陷于阴分，切勿下之，奈人一遇躁热，滋阴降火，死而不悔者，多矣。

保元补中，治内伤虚热，非外感也，外感日久，又当别论。

前说诸病，必寻到脾胃之中，亦深有见，胃主发生之气，七情六欲，皆足以伤胃。至于不思饮食，十二经络有一之滞，则生发之气不行。医者，气、血、痰、寒、热、虚、实不辨，忘脾胃，而妄投药石者，十常八九，讵知脾胃一伤，四脏皆无生气，病日多矣。

伤寒治法

一日、二日发表而散，四五日宜和解而痊，六七日方可议下。

身热反着衣，热在皮肤，寒在骨髓。先桂枝去寒，后小柴胡加桂。身寒不近衣，寒在皮肤，热在骨髓，先用人参白虎汤，后用桂枝麻黄各半汤。

伤寒三四日太阴、少阴，七八日厥阴，水火相交，气已和脉来缓，土不受克，自汗而愈。

两感一日，头痛足太阳，口干，烦，饮水足少阴。二日，腹满足太阴，身热，鼻干，不食足阳明。妄言，难睡，三日，耳聋，囊缩足少阳，足厥阴，不知人事，六日，死，不治。

阴阳交易，男子阴肿多绞刺，妇人腰痛并里急，热上冲胸，头不举，眼中生花，气羸羸然，烧裩、猥鼠、橘皮汤，可救。

太阳表证未除而数下之，遂协热而利不止，痞硬，表里不解，桂枝人参汤主之。表证未除而下，重虚其里，邪热乘虚入里，协热遂利不止，心下痞，表解利自止。心痞，泻心汤，此症先解表后攻痞，故用桂枝人参汤，两解表里。

桂枝四两，去皮，味辛热　甘草炙，四两，味甘温　人参三两，味甘温
干姜三两，味辛热

里气太虚，表里不解，以缓散之，桂甘理中汤也。

承气理中辨疑

少阴，舌干口燥，肾水将绝，急下。

少阴，自利清水，心下硬痛，口燥渴，急下。

少阴，腹胀硬痛，绕脐痛，不大便，急下。

阳明，汗多，热甚，胃干，急下。阳明，腹满痛，土实，
急下。

热病，目不明，热甚，肾热将危，急下。

少阴二证，内寒甚，气欲绝，四逆，即温。

膈上寒饮，干呕，不可吐，即温。

阴病见阳脉，生；阳病见阴脉，死。浮而有力宜表；无力
宜温。沉而有力，腹满，便难，脉紧，柴胡承气汤；沉而无力，
阴证，泄泻理中，重则四逆。凡吐逆，极不祥，紧数，洪大
不宜。

阴病见阳脉，生。如厥阴经下利，脉数，有微热，汗出自
愈。下利，脉数而渴，令自愈是也。

阳病见阴脉，死。如《伤寒温病论》，谵言妄语，逆冷，脉
沉细，不过一日死，是也。

伤寒见症识病

伤寒，从表入里，必达于表证，则病源可识。是故头摇者，
里病也；头汗，瘀血在里，必发黄也；头戴阳者，下虚也；面
惨不光，伤寒也；面光不惨，伤风也；面上乍黑乍白，口唇生

疮并气哑者，皆狐惑也；口难言者，少血也；舌上白苔黄苔，内热也；舌黑，极热也；舌上芒刺者，热结盛也；鼻燥目瞑，漱水不下咽者，必衄也；目睛黄者，小肠热也；懊憹者，胃虚也；耳聋，身如被杖者，阴毒也；面如锦纹者，阳毒也；鼻如烟煤者，阳毒热极也；肉瞤筋惕者，汗下虚也；身痒，阳虚汗未尽也；身如虫行，表虚也；又手冒心因汗多，而血虚也；下身尽痛，或身微肿，身重难转，多眠，额汗，鼻鼾者，风湿也；身目俱黄，湿热脾病也；目中生花，阴易也；目赤，口噤，系痉也；睛不和者，内未解也；目中不了了者，胃不明也；腹胀气偏，不和也；不眠，因汗下多而神虚也；蜷卧，内寒也；洒然毛耸，恶寒者，中暑也；下利清谷者，内寒也；坐而下一脚者，腰痛也；怔忡者，汗多，或水逼也；恶闻食臭者，胃虚也；饥不能食，病在胃也；坐而伏者，短气也；咽中生疮，上实下虚也；口不禁者，上虚下实也；谵语，邪气盛而神昏也；郑声，精气夺而神失也；咳嗽，水寒相搏也；背恶寒，阴乘阳也；脐内筑动者，心气虚，肾气发动也；扬手掷足，寻衣摸床者，肝热甚而乘肺也；喜怒如狂，蓄血也；言迟者，风也；口中呻吟者，身有所苦也；恐怖者，血气不足，而神弱也；护腹如怀卵者，心痛也；项背强者，邪入太阳也；腹满，手足温者，邪入太阴也；舌卷囊缩，邪入厥阴也；腹中雷鸣，下利者，土弱不能胜水也，用生姜泻心汤；胃中不利，心下痞，嘻气食臭，胃虚不能杀谷也；一身尽痛，至日晡愈剧，名风湿，此病，伤于汗出当风，先伤湿，而后客风入，必久伤于冷所致也。

生死脉

阳病热不退，见阴脉，死。若汗后热退，见阴脉，生。

阴阳诸症，脉平，吉。咳嗽上气，脉散，凶。

浮滑，汗出如油，喘息不休，水浆不入，身体不仁，乍静乍喘者，死。

汗出，发润，喘促不休，肺绝。阳反独留，体如烟熏，直视，摇头，心绝。唇吻反青，四肢逆冷，肝绝。环口黧黑，柔汗，发黄，脾绝。

谵语微热，手足温，脉大暴上，欲汗出，死。

脉如转索，当日死。

阴衰欲绝，阳暴独胜，阴阳交者，死。

阴气先绝，阳气后竭者，死。

凡死，多端，危极，必死。

伤寒用药法

标本从逆之贵明，五脏药由之贵识。表病用麻黄，非葱白不发；吐痰用瓜蒂，非豆豉不吐；去实热用大黄，非枳实不通；温经用附子，非干姜不热，甚则宜清水加葱白煎之；竹沥无姜汁，不行经络；蜜导无皂角，不能通闭结；半夏无姜汁，不能止呕吐；非人参、竹叶，不能解虚烦；非小柴胡，不能解肤表热；非五苓，不能利小便；非天花粉、干葛，不能除烦渴；非麦冬、五味，不能生脉补元；非犀角、地黄，不能止上焦吐衄；非桃仁承气，不能破下焦瘀血；非黄芪、人参，不能实表止虚汗；非白术、茯苓，不能助脾去湿；非茵陈，不能去黄疸；非承气，不能制定发狂；非枳实，不能除痞满；非陷胸汤，不能除结胸；非羌活，不能治四时感冒，头痛；非人参败毒散，不能治春温；非四逆，不能救阴厥；非人参白虎，不能化斑；非理中乌梅，不能制蛔厥；非连附，不能呕吐蛔虫；非桂枝、麻黄，不能去冬月之恶寒，使热随汗解；非姜、附，不能止阴证之泻利；非大柴胡，不能去实热之妄言；非青龙，不能除咳嗽上气喘急。分表里，而可汗下，非但伤寒一类，杂病皆应，合宜而用。药不可执方无定体，应变而施药症辨明，又当知禁忌。

四时升降之理，汗下吐利有宜，先知其所禁，然后用之不错。

足太阳为诸阳之首，行于背，表之表，风寒所伤则宜汗，传入本经则宜利小便，下之太早，必变症百出，一禁也。

足阳明行身之前，腹胀满，大便难，宜下之，盖阳明化燥火，津液不能停，禁发汗利小便，为重损津液，二禁也。

足少阳胆经，行身之侧，在太阳阳明之间，病主寒热往来，口苦，胸胁痛，只宜和解，且胆无出入，又主生发之气，下则犯阳明，汗则犯太阳，利小便使生发之气反陷入阴分，三禁也。

伤寒少阳证，寒热，呕而口苦，胸胁痛，而耳聋，治法只宜和解，汗则损太阳，下则损阳明，缘胆在中，无出入之路也。小柴胡汤中黄芩清胆火，柴胡走肝经，且引黄芩直入病所，清利邪热，肝邪胜则克土。参、草实脾，使不受木邪贼。半夏和胃，且助柴胡成功也，有是病用是药，缺一不可。

太阳经伤寒，血出于鼻者，盖太阳主表，肺主皮毛亦属表，鼻为肺之窍，表气热甚，故其血出于表之窍也。

三阴，非胃实不下，入三阴无传，本胃实宜下，膈上有痰，闭塞关门，不得通关，急宜吐之。若自吐不得，复吐如吐，而大便虚软者，上气壅滞，以姜、橘宜之。吐而大便不通，津液枯也，只宜收敛津液，滋润大肠以利之，姜、橘味辛，耗散津液，所当禁也。

病禁者，饮食药禁。淡渗之味泻，升发而助收敛，苦寒药沉泻阳气之散浮，姜、附、桂、面、酒，辛热，助火泻元气。生冷硬物，损阳气，当禁也。阴火欲衰，三焦元气未盛，必口淡，咸物，当禁也。

胃气不行，内亡津液而干涸，求汤饮以自救，非渴乃口干，非温胜乃血病也，服白虎则死，黄芪当归汤则活。脉豁大，亦宜用辛酸以益之，淡渗五苓，当禁也。

汗多，禁利小便。小便多，禁发汗。

大便闭涩，宜当归、桃仁、麻仁、郁李仁四味和血润肠，燥药，所当禁也。

小儿，恶疮斑后，大便实亦当下，姜、橘，所当禁也。

脉弦服平胃散，脉缓服建中汤。实实虚虚，所当禁也。

人禀天地之湿土也化而生胃，胃与湿名二宝，一湿能滋养于胃，胃湿有余亦当泻，湿之太过也。胃不足，湿物能滋养。仲景言：胃胜思汤饼，而胃虚食汤饼往往增剧，湿能助火，火旺郁而不通，主大热，初病火旺，不可食以助火也。察其时，辨其经，审其病，而后用药，四者不失其宜，则善矣。

大毒治病，十去一二；中毒治病，十去五六；无毒治病，十去八九。谷肉果菜，食养尽之，无使过伤其正气也。味过于酸，肝气以津，脾气乃绝；味过于咸，大骨气劳，短肌，心气抑；味过于甘，心气喘满，色黑，肾气不冲；味过于苦，脾气不濡，胃气乃厚；味过于辛，筋脉沮驰，精神乃失。

两感太阳少阴俱病，感冒风寒，从背俞而入，天之寒邪，从鼻而入，鼻流清水，故肾藏之。天之邪气，感则害人五脏，是知两感表里，不得兼治，故言死。若元气虚弱，感重必死，实而感轻，犹或可救。

大羌活散，即九味羌活汤加黄连、白术、独活、知母，每服五钱。煎清，热服不解，再煎服三四解之，病愈即止。

三阳三阴表里证辨

太阳少阴，头痛恶寒，表；口干而渴，里。

阳明太阴，身热头痛，属表；腹胀满不食，属里。

三阳，头痛身热，耳聋胁痛，寒热而呕，表；三阴，腹胀满，口渴，囊缩，谵语，里。

少阳厥阴，耳聋，胁痛，寒热而呕，表；烦满，囊缩，里。

仲景，表在麻葛，里在承气，救里四逆，攻表桂枝，四逆桂枝，因热不敢用，待死无疑。

伤寒，太阳少阴，大羌活散；阳明太阴，柴葛汤合理中汤，少阳厥阴，小柴胡合四逆汤。

身凉不欲近衣者，寒在皮肤，热在骨髓，竹叶石膏汤。

身热欲近衣者，热在皮肤，寒在骨髓，补中益气汤加附子。

三承气汤。下之太早成结胸者，枳实承气汤；上焦有热而大便秘者，调胃承气汤；有燥屎而大便秘者，大承气汤。

凡伤寒一日心微痛，二日胁肋痛，三日背脊筋痛，四日腰膝痛，六日死在午，结胸，心忪满，无大热，半夏茯苓汤。

谵语，头汗，血热，阳明承气。

心下懊恼，头汗，豆豉、栀子。

半表半里，小柴胡，便硬，入朴、硝。

汗出贯珠，喘无休息，已矣。

辨表里中三证

假令少阳证，头痛，往来寒热，脉浮弦，此三症但有一者，是为表也。口失滋味，腹中不和，大小便不通，或泄而不调，但有一者是为里也。如无上下表里证，余者，皆虚热也，是在中矣。

辨阴阳二证

阴证，身静，重语，无声，气难布息，目睛不了了，鼻中呼不出吸不入往来，鼻与口中气冷，水浆不入，大小便不禁，面上恶寒，有如刀刮。

阳证，身动，轻语，有声，目中了了，鼻中呼吸出入去往而能来，口与鼻中气，皆然。

身表凉，知在阴证也，身表热，知在阳证也。

辨内外伤

伤风鼻出气粗，合口不开，肺气通于天也。

伤食口无味，涎不纳，鼻气匀，脾气通于地也。

外伤一身尽热，知先太阳也，从外而之内者，先无形也。

内伤手足不和，两胁俱热，知先少阳也，从内而之外者，先有形也。

内外俱伤，人迎、气口俱盛，或举按皆实大，表发热而恶寒，腹不和而口无液，此两伤也。

凡诊，必扪手心、手背，手心热则内伤，手背热则外伤。

伤寒之由，火先动于火未动之时，水已亏于水已旺之日。

伤寒头痛，皆以风药治之，故太阳则川芎，阳明白芷，少阳柴胡。

伤寒之病，必病于素有火者，中寒之病，必病于素无火者。

冬时应寒而反热，水衰火旺，身之所存者，独有热也，加以客气之温热者，与主气相合，而温而热，大热之病，所由作矣，宜用辛凉之味，泄燥火之有余。

治伤寒之法，总以扶阳为主。如冬月，阳气藏于肾，里实表虚，寒邪易入，阳气难升，故十神汤中用干葛、升麻、白芷升阳明之阳，紫苏、麻黄升太阳之阳，川芎升少阳之阳，阳升而寒自散也。至春，阳气甚微，饮食七情之气郁于胸膈，阳气不得上升，故香苏散中用紫苏、陈皮、香附、甘草开豁胸膈，使阳气得以直上也。至夏，阳气尽发于表，表实里虚，且长夏湿土用事，内多湿热，故五苓散中用猪苓泻上焦，茯苓利中焦，泽泻利下焦，佐以肉桂，以辛热之气散动湿郁，接引阳气入里，令三阳得以下达，而成功也。逮至于秋，阳气下藏，肺金之气用事，以湿热内郁，阳难降下，故正气散中用藿香醒脾，厚朴温胃，紫苏、陈皮开豁胸膈，令阳得以下潜也。今人殊昧此意，可概之甚。

《经》云：春不服白虎，为泻脾也；秋不服柴胡，为泻水也。故春主阳气上升，石膏、知母苦寒下降，恶其泻肺之阳，不得生发也；秋主阳气下行，生水之时，柴胡发散，恶其升提阳气，而不得以下达也。

伤寒，寒热往来，积邪在半表半里，内伤寒热系气血两虚，盖气虚则寒，血虚则热。一云：脾虚则热，胃虚则寒。盖脾胃者，乃气血之海也。身热系肺气虚，盖邪阳胜，正阳虚也。凡人身温为正阳，热在邪阳，寒为阴胜。

四时伤寒表证

春，香苏。初春微阳，不宜大发汗，何也？冬时，阳气潜于九渊之下。人之阳气，潜于一肾之中，饮食七情之气，恐郁于胸中，故用紫苏、陈皮、甘草、香附，开其郁滞，使行阳气，以主发生之令，又有参苏饮何也？三月正发，冬令火郁宜发之，此时实中有虚，凡草木枝叶茂盛，阳气上升，恐中咽喉之毒，故用人参、保元、半夏豁痰，甘草和中，桔梗、前胡去上焦内外之痰，陈皮开郁，枳壳、紫苏散寒下气，木香理气，用此去其邪，又恐阴虚不能奉上，内用四物。阴旺自升滋生元气，何枯槁之有？此用参苏饮意也。

夏，五苓散。五苓，表之里药也。夏时阳气尽发于外，表实而里虚，脾阴之不足也。白术补脾，肉桂行血温中，茯苓醒脾，猪苓、泽泻分利湿热热饮，通表，水调，达下，探而吐之，夏恐壮火，乘虚而入，能蚀元气，故曰表之里药。渴极不宜，恐津液益竭也，渴欲饮水，急与之，乃救阴之道，不愈何也？东垣云：人参倍草，非此不能。清暑益气汤，暑热之药也。安静者中暑，宜用平胃散，行表之药也，能行湿热，惟农夫可以多用之，盖浊者，主贱，粗而内实故也，清者不同，窍通中虚，所以多聪明，又有七情所伤，是虚而又虚也。

高凉伏暑，阳不发越，寒气逼于外，静而得之名中暑，自汗发热，汗至颈而还，或汗至脐止，一日一次，名曰似疟，补中益气汤。腹痛加干姜，腰痛加肉桂，脐腹痛加吴茱萸，身痛加羌活，但热小汗而渴，故用清暑益气汤，乃愈。

五苓散，表之里药也，白术、茯苓、猪苓各一钱半，泽泻二钱，四味也，又用肉桂，何是暑热之药？能行表里热饮，通表，水调，达下，烦渴，饮水过多，水入即吐，心中痰演[①]，停湿在内，即当利之，引饮水，调黄疸，加茵陈。五苓散，有肉桂补中，有升、柴知其为引使，通达之妙也。

夏有表证重者，先用羌活汤，后五苓散，无胸背胀发热之症，只用五苓。

---

① 演：疑为"饮"。

伤暑，清暑益气汤。

夏月伤风咳嗽，温肺汤合五苓散。五苓散治夏月伤寒，腹痛加干姜，表无汗，重加肉桂，以阳在外阴在内也。

夏月渴泻汗吐下，俱用五苓散，善用肉桂亦治阴寒，表之里药。热饮通表，水调，达下，用探吐之。但伤寒兼腹腿痛足痛者，俱加干姜、肉桂，量轻重用之。

凡夏月伤寒，无过茯苓补心汤，惟渴甚，大便泻如竹筒者，五苓散。

夏时火刑肺，肺不能护卫皮毛，故似伤寒，茯苓补心汤，从肺中发出邪火。

秋，用正气散者何？秋金未旺，宜温肺，温肺正所以温胃，伤风咳嗽，即宜温肺。盖金虽畏火，金无火不明，或声哑，皆宜温之。无汗，麻黄、杏仁、甘草、肉桂。有汗恶风月余，咳嗽不止，去麻黄加干姜、肉桂、枳壳、五味子、半夏、白芍、甘草，姜煎，热服温之，夏加五苓散。

秋初吐泻，有寒有热，寒则多吐，水饮腹痛，不思饮食，理中汤。热则多呕，身热，似火泻清水，里急后重，香连丸、益元散。凡一二七而不愈者，或久痢皆中虚，宜补中益气汤加干姜，腹痛嗳气加干姜、肉桂、吴茱萸，后参苓白术散，调理乃愈。

秋，不换金正气散。痰重咳嗽，金沸汤。咳嗽，吐痰不出，日则发热，本方加柴胡、干葛。

小青龙汤用治伤风咳嗽，伤风咳嗽加五味子三分、肉桂三分，烦燥加麦冬一钱，不眠加酸枣仁一钱，腹中饱闷加神曲五分，气滚加陈皮五分、当归一钱，大便燥加当归五分、白芍一钱。

秋冬并春初，亦用小青龙汤，余月五苓散加五味子效，发表

周慎斋医书 卷二

95

加干葛。

冬用十神汤者何？冬时阳气，藏于一肾之中，里实而表虚，头痛发热身痛，乃是伤寒，宜用此汤，热传于里，只求里治，有直中阴经者，理中汤、四逆汤，轻重用之。

冬时食积、停痰、肚痛、感冒亦用五积散。五积散治夹食、停痰。

内伤饮食，外感风寒，此木曰曲直之法，妇人产后，去瘀生新，俱用此法。

凡夹食伤寒，并腰胀腹痛，俱宜五积散。

凡伤寒之症，俱宜清肺，有汗桂枝、芍药、甘草、生姜，无汗麻黄、芍药、甘草、杏仁，暗哑加生诃子肉、五味、肉桂，咳嗽吐痰作呕重加干姜，鼻流清涕重用肉桂，正气未虚，邪气独盛，邪在于表，当却邪而存正，作伤寒治之，若病久则不可。

内伤伤风，温肺汤要药也，鼻流清涕重加干姜、肉桂，有汗亦加桂，汗多加至五分，汗太多用桂枝，恶心重加干姜。咳嗽有痰亦重加干姜，头痛加蔓荆子，痛甚加川芎，头项痛加藁本，脑后痛加细辛二三分，多不过五分耳，身热加紫苏、干葛。若夏月，心胸烦躁可加石膏，小水不利加牛膝、泽泻，上焦湿热，或脾胃湿热可加茯苓，作泻可去枳壳，不咳嗽不必用五味子。

寒热往来，仲景用小柴胡。内热见渴，病在上焦，加麦冬、干葛。热而不渴，是未达也，加猪苓、木通。

真伤寒，热不退，小柴胡加当归，即愈。

伤寒发汗，三五服不解，小柴胡加干葛，再加柴苓汤和之，伤风无汗，冲和汤。

伤寒用小柴胡汤，去上焦之邪，必用五苓散，使湿热从下焦而出，调理八珍汤，有痰二陈汤。

伤寒发汗不透，或至颈而还者，或至脐而还者，不可再攻，葛根先，柴胡次之。解而不愈，有表复有里也，小柴胡汤和之，又不愈加五苓散利之。

伤寒宜汗吐下，脐间筑筑有动气，此中气虚弱，宜和中散，当汗加麻黄等，当下加槟榔、枳壳，此不损中气，亦不妨汗下。

外感不拘，已求汗求吐者，宜养胃燥湿，六君子之类。已求下者，宜和中利湿，参苓白术散之类。愈后，胸膈不宽，而下嘈杂者，八珍汤。川芎宽胸，生地退火，不拘有病无病，但遇嘈杂，俱加生地。汗吐耗散胃气，弗动肾水，宜养胃燥湿。下后，胃虚寒湿，药性犹存，故宜和中利湿。

凡伤寒有汗，而热不退，无汗而寒争，三日后必变疟疾。内伤作伤寒治，汗吐下后使胃气虚弱，多成痢疾，治宜补中益气汤加干姜，切不可作痢疾医。

有伤寒二十日，忽一日大泻三五次，里急后重，谵语，乃胃中郁火也，用三黄承气汤一服。

实热在内，小便利，大便蓄血，轻则犀角地黄汤，重则承气或芎归汤加枳壳、桃仁、大黄，酌而用之。热入血室，小柴胡加生地。微热，半夏茯苓汤。阳脱，头汗如贯珠者，死。

烦躁，烦者，虚烦，燥者，火燥，燥重于烦，汗吐下后，烦躁者，四物汤、生脉散兼而用之。

凡服感冒药后，以八物汤加陈皮、半夏调理，用五积散后，以六君子、茯苓人参白术散调理，用五苓清暑汤后，以生脉散、六味地黄丸调理。

发散恐表虚，故调荣卫而和里。消导恐里虚，故和中。淡渗恐下虚，故生津液而补肾水。

伤寒五六日，热不解，狂言，小腹坚硬，内有燥屎，大承气汤。汗后，狂言身热，发渴，白虎汤。

伤寒狂言，须问大便燥结者，宜承气。大便虚软者，宜白虎汤。凡伤寒发热，口干，此是下焦虚寒，火不归原，阳气在上故也，须温下焦，使阳气下降，则口干去矣。

加减柴苓汤，治伤寒漏底，饮食下咽，顷刻即从大便泄去，此因邪热伤风，肺与大肠权令不行也，用此方神效。

人参　五味　麦冬　柴胡　黄芩　半夏　茯苓　猪苓
泽泻　甘草　生姜

灯心煎，临服加升麻五分煎一沸，温服。

或问内伤发热证，其为有痰有食，胸中迷闷者，固不敢骤用补气之剂，其有察脉审症明白，知是虚损内伤之候，而投以补中益气等汤，遂致胸中饱闷难当，医者其技穷矣，又将何法以治之乎？此盖浊气在上，而清气不升，故浊气与药气相拒，宜以升柴二物用酒制炒，更加附子一片，以行参芪之气，及引升麻、柴胡，直底下焦，引清气上升、浊气下降而补，参、芪等补药不致满闷矣，学者可不知此乎。

瘟疫主意

凡治疫病，先用人参败毒散去人参，一剂，发表后，用三黄小柴胡汤三帖，柴苓汤二帖，渴加当归、麦冬、五味、滑石、甘草，渴甚加干葛，虚加人参，必战汗出而热退，三五日又复者，正气将回也，茯苓补心汤，连服二三帖，调理补中益气加附子。

人参败毒散

人参　桔梗　甘草　川芎　茯苓　枳壳　前胡　羌活
柴胡　独活

先一七作伤寒治之，小柴胡、五苓、益元散，饮水与之，微效。一七后，恐复已复，而热不退，作内伤治之，多发再汗任意调理，作虚损治之，或八珍。不安，归脾汤；不眠，加酸枣仁；口干，加麦冬、五味；大便不利，谵语，脉有力，三黄承气汤；渴甚，益元散；身热，小便不利，小柴胡加猪苓、木通。前用寒凉太过，痰涎①腹胀，小便不利，苍术四苓汤加干姜、肉桂、吴萸少许；余热不退，便燥，六味地黄汤。熟地一钱、山药一钱、丹皮一钱、茯苓七分、泽泻七分、人参七分、黄柏七分、知母七分。久而不愈，八珍汤加陈皮、贝母。诸病后俱用参苓白术散调理脾胃，不失中正之道，或有余热不退，宜补中益气，或兼泄泻亦用之，后或似疟，保元加白术、茯苓、柴胡、黄芩、半夏、当归，骨蒸加知母。前宜清凉，后不可过，恐伤脾不可救，病后腹胀，切不可下，宜四君子汤加干姜、肉桂、吴茱萸，极妙。恐内有蓄血，见温暖则行。久病以火为主，火乃养命之源，当熟思之。

凡病二三七不愈者，因气血不足，扶元气脾胃为本，庶不枉人天命。

凡疫疠之药，病初发时，即用人参败毒散。热甚，与黄连解毒汤，相参服之，不可峻补，如病退后复来者，此为元气不足，当用生脉散之类。

大头风，即山岚瘴气，此方有验。

---

①　痰涎：原作“淡演”，据《慎斋遗书》改。

麻黄一钱　杏仁一钱　石膏三钱　甘草一钱　荆芥一钱　防风一钱
连翘一钱　木通一钱　金银花一钱

姜、葱，水煎，热服。

伤风

肺为五脏之华盖，声音从之而出入，皮毛赖之而润泽，肾水由之而生养。腠理不密，外为风寒暑湿之气所感，皆令人咳嗽伤风，脉浮缓，憎寒身热，烦躁不安，鼻流清涕，欲语未竟而嗽，自汗恶风。无汗，麻黄桂枝汤冬用，春夏人参紫苏饮。有汗，冬用桂枝汤加半夏、五味。

凡伤风无汗恶寒，麻黄桂枝杏仁甘草汤。有汗恶寒，桂枝汤少加麻黄。麻黄，假其发也。

伤风乃有余之症，头痛，鼻流清水，尝有传入里乃罢，声哑，鼻塞不通，能食，腹和，筋骨疼痛，不能动摇，头着枕，非扶不起。

一人十月间患似伤风症，医用发散药而亡。一人寒热似疟，亦用发散药而死。此系冬令温暖，阳浮于表，又为暴寒所折，阳气不能收敛下降，故或似伤风，或伤寒似疟，又用发散，致阳气脱尽而死，皆宜用温肺汤，开豁肺气助阳下行，而收敛，庶不枉人性命周本在温肺汤后。

凡以伤风咳嗽之症，作外感医，或表汗，或清凉降火，必成痨瘵。盖肺虚不能卫皮毛，以致伤风咳嗽，宜用温肺汤固肺气为主。若用寒凉则肺气益虚，肺虚则不能生肾，肾水枯则相火旺，相火旺则骨髓蒸干，痨瘵所由作也。痨病，不作泻者，阴血津液，骨皆枯也。善食者，胃口火盛，非多食，压火不住也此段，周本，亦在温肺汤后。

似伤风

似伤风，乃内伤不足之症。饮食劳役所伤，亦恶风自汗，若在温暖处则不恶矣，与伤风恶风自汗颇同，如居露地中，遇大风不恶，惟窗隙中小风恶之，风不尽恶，与伤风不同。内伤，鼻流清涕，头疼，自汗，间有气少不足以息，语则气短怯弱，妨食，或食不下，或不欲食，腹中不和，口不知谷味，小便赤黄，大便常难，或涩，或结，或虚坐，见些小白脓，时有下气，或色黄如糜，或溏白色，或结而不通，心下痞，胸中闭塞，如刀刺之痛，有时胃脘当心而痛。上肢两胁痛，必脐下相火之势，如巨川之水不可遏而上行，使阳明之经逆行，乱于胸中，其气无正息，甚则高喘，热伤元气，令四肢不收，无气以动，懒倦嗜卧，以其外感风寒俱无此症，故易为辨。黄芪、人参、升麻各一钱、柴胡三分、陈皮五分、归身三分、炙草一钱、白术一钱。

饮食劳倦，心火乘其土位，肺先受邪，形不能管摄一身荣卫，无泽润之资，黄芪最多，人参、甘草次之。脾胃一虚，肺气先绝，故用黄芪以益皮毛，不令自汗，上喘气短，损其元气，人参以补之，心火乘脾，炙甘草以泻火，而补脾胃中元气，若脾胃急痛，腹中急缩者，多用《经》云：急者缓之。白术苦甘，除胃中热，利腰间血；胃中清气下陷，升麻、柴胡引之，引芪、草，甘温之气上升，能补卫气，解散实表，又能缓带脉之急缩，二味苦平味薄，阴中之阳，引清气上升也。气乱于胸中，清浊相干，去白陈皮以理之，能助阳气上升，以散滞气，助辛甘为用。口干咽干加干葛。脾胃虚，不能升浮，使阴火伤其生发之气，荣血大亏，阴火炽盛，是血中伏火，日渐熬煎，气血日减，心与心包络主血，血减则心无养，致使心乱而烦，故加辛甘微温之剂，阳生阴长。仲景言：血虚人参补之。阳旺则生阴血，更以当归和之，少加黄柏以救肾水，能泻阴中伏火。如烦不止加生地补肾，肾旺而火自降。如气浮心乱，加安神丸。朱砂五钱、另研、甘草五钱五分、黄连净，五钱、当归二钱五分、生地一钱五分、蒸饼，为丸，如黍米大，朱砂为衣，每服五十丸，白滚水下。

似外感

一人伤寒发热，身痛，右乳并胁下痛如刀剪肝气为害，寒热无时六腑之阳虚于外，小便数，大便自利昼夜十次五脏之阴虚于内，口干，先用干葛解肌，后用猪苓汤，热后自汗，汗后身热虚阳发泄于外，七八日不愈，后补中回表里之阳加附子三剂，诸病减半，十剂而安。半月，食复前药，加神曲而安。

一人夏月连患三次伤暑，患右胁如刀剪肝气为害，痛极无奈，用小柴胡加青皮、益元散，一服略愈，大便三四日一解，小便赤少，脉左手弱内伤之脉，右手洪大无力，用柴苓汤加青皮、芍药，延至一月，每日午后，潮热大作，自汗自愈，日日如此，后用补中加附子三帖而愈。

《经》云：日西而阳气虚，午后潮热自汗，阳气虚也，补中加附子，大补阳气。

一妇身热如火，脉大无力，表而无汗内伤之脉，传至一七，其病昏沉，用补中益气加羌活四剂，汗至而愈。此妇未病之先患乳痈且劳役，内伤无疑。

一人患伤风发热无时，右乳左胁痛肝气为害，先用五积散，腹微痛，一日大便五七次，小便自利，人见身热如火，自不知热，用柴苓汤至十二日，不效，兼咳嗽，用补中二帖愈。

一人患伤寒，五月初发热头痛，医用发表药，大汗，而热不解，日日发热，上身微汗，一日一次，热仍在，用柴苓汤共八九日不愈，又用白虎汤一帖，口鼻出血，大便闭结，昏闷谵语，恍惚，众皆曰：死。请予诊之，六脉浮大数无力，窃思表证，有汗便解，何故日日微汗，而热仍在，反加沉重，症候多端，此真劳役伤、内伤不足之症，作外感有余治，安得无祸？用补中益气正方二三帖，蜜枣以通大便，发战汗而愈。半月以后，不节饮食劳碌，仍发前病，发热口干，头汗二三日，仍前和解不愈，遍体干燥，口干微渴，思饮不饮，痰涎时吐不绝口，藕吃一节，腹中便胀火郁不伸，小便赤。复请视，曰：食藕立胀，非脾虚，食远而胀者，脾虚也。立胀而渴，但滴水焉能救火，急宜救阴，用灯心汤调辰砂六一散三五碗，大汗出而愈，后用补中益气加陈皮、半夏，调理而安。

口鼻出血，昏闷，谵语，恍惚，皆阴火上升，心肺之热也。大便闭结，阳气下陷大肠气闭也。立胀而渴，阴火上升，其热已甚，先折之而后补之。

一人患伤寒泄泻，暂有血间作不止，或鼻血，两足膝痛且瘦，一月不愈，后用补中益气汤去当归加附子一钱，五帖而愈，后加薏苡仁，可见伤寒少，而内伤多。视其病多端者，决是内伤脉无力，足认。泄泻，膝痛，下焦虚寒。鼻血，阴火上升，补中加附回阳而散火。

一人四月间，患伤寒，发热，兼头痛，微恶寒，似疟，一日三五次，往来不定，医作外感症治，转泄泻，盛热，谵语，又用三黄汤。予曰：此内伤，已行汗下，复用三黄，非也，宜补中益气汤二服，泻止而热仍在。皆曰：用不合宜。予曰：此药须阳升而阴长，泻止而阴未至，则阳无所附，故热仍在，又用二帖，汗至膝而收，又疑。曰：此药力未及，用保元加附子、肉桂、当归大汗，四五日大便，十日不解而愈。

泄泻清阳下陷，热甚谵语，阴火上升，保元得当归、肉桂，则气润而易汗，桂兼附，且可以回下焦之阳，而汗易下达。肉桂横行，附子上行，上下四旁，阳气皆到，宜乎其大汗也。

一妇因丧事答礼，因忘饮食，饥饱，劳役，感寒，作伤寒症治，但热不甚退，服逍遥散，不愈。患泄泻，分利和解，半年不愈，热泻不止。复作内中火泻，四君加黄连，病加恶心，饮食不化，后潮热泄泻，遍身浮肿，腹胀喘促而死。

泄泻浮肿腹胀脾虚，喘促肺虚，潮热阳脱去也，故死。

一人七月患伤寒，至八月身热且泻，喘促而不定，脉大而豁，此肺虚而大肠不禁，内有伏水。用人参二钱、五苓散加干姜一钱，一服而痰热退，仍有余热，四君子加半夏、柴胡、姜、枣，泻后宜四君子加小柴胡，所以和表里而解虚热。

身热表邪，水渍肠胃则泻；水气射肺，则喘。喘与泻，又肺大肠之虚也，参、姜温中补肺，五苓利水解表。

一人身热，头目昏晕，言语恍惚，泄泻，自汗，脐中痛，此下寒也，上实下虚宜温宜汗，五苓散、干姜、肉桂、吴茱萸少许，热饮通表，一服愈。

五苓利上焦之热，和中温下焦之阳，热饮通表，逐寒邪而实卫。

一人五年前吐血咳嗽，后因房事劳役，复被风雨，衣尽湿透，寒热交作，胸中饱闷，小腹微痛。医作伤寒调治，发表攻里和解，反热极发狂，神昏音哑难言，看此症非阳狂，乃阴燥

也。作伤寒治，表里皆虚，寒极作火，要和中气，令肾纳气则
愈。用甘草一钱五分和中，陈皮一钱五分理气，益智一钱温肾。二服，
热退痛愈，但音哑，虚烦，用八味地黄丸调理。

被风雨而为寒热，阳为寒郁交相争也，诸阳走气于胸中，
胸中饱闷，阳虚不运也，小腹微痛下寒也，作伤寒治，表里皆
虚，热极虚阳狂越，而成燥火。若用清凉和解，阳必脱去，若
用四逆热药，又恐助火，惟用陈皮理滞气，以开道路，甘草
缓狂越之势，益智入肺、入脾、入肾，纳法归源，此法高出
千古。

一妇伤风自汗，恶寒咳嗽二月，昼夜不息，后吐红痰，上
午轻下午重，一日约三五碗，发热恶寒，自汗足冷，不思饮
食，一日吃不过一二碗，体瘦不能动摇，胁下痛不已，红痰臭
不可闻。皆作肺痈治之，五十余日不愈。视之，脉左手微细无
力内伤之脉，右手微大，下午潮热，曰：内伤不足之症，又被寒
凉逼火于胸胁，喜大便不泄，宜补中益气加半夏、青皮、附子，
三服而热减，仍恶心、腹痛，六君子加干姜、肉桂、吴茱萸而
愈，后用人参、黄芪、白术、甘草、茯苓、当归、五味、芍药
而安。

一人身体本弱，因官事劳碌似伤风，头微痛，发表，自汗
不止，呕痰无休息，气短，皆曰：降火。予曰：汗多亡阳，又
下多，恐亡阴，众因予言而止，痛更甚。予曰：彼饮食失时，
劳役所伤，用桂枝芍药汤，加人参七分、附子三钱，一服而气
平，三服而愈。后用六君子加干姜，调理参苓白术散。

自汗气短，肺虚呕痰，脾虚，桂枝、参附，大补表里之阳。

一人十三四岁，吃面饼，即洗浴遇惊，以致发热，似伤寒，
二三日右胁下痛，下午潮热，口渴。此惊则气散，血不归络，

归脾汤加栀子。

浊气归心，淫精于脉，心始生血也，心气散，则血不生，而火炽焉。胁痛，潮热，口渴，皆血虚起火也。归脾汤，益心气、养心血，不治一切诸病，妙妙。

气能拘血，气散则血亦散，而不归经。

一病因饮食劳倦，发热头痛，口干烦躁作渴，寒热交作，殊类疟疾，脉浮而极大，此内伤不足之症，若以外感治之，表里俱虚，必为虚损等症，治宜补中益气汤。

人参七分　黄芪一钱五分　柴胡一钱　炙草一钱　升麻七分　当归一钱五分　白术一钱五分　陈皮五分

姜、枣煎。一二剂口干烦躁少愈，三剂汗至脐，五六剂汗至足，但未经大汗，寒热犹作，十剂完表证尽解，后以此方，调理元气，消痰去湿，黄芪、六君子加当归、姜、枣。

发热头痛，口干烦躁，补中益气症也。脉浮大，补中益气脉也。以本方治本病，但分数多寡之别，便奏大功。若拘二三分柴胡，则表邪不解而热益盛，若重用升、柴，而不重用芪、术，则表邪虽解表气亦虚，吾恐不能救补中之利，而反咎补中之害，指下分两，其可忽诸。

前方人参少用者，恐里气一固，而表邪不得发泄。柴胡多用者，以柴胡、黄芪同用，一发一固，二者更相须也。

寒邪客于表宜发汗，以救阳，表无邪而误汗之，适所以亡阳也。实热结于胃，宜下行以救阴，里无实而误下之，适所以亡阴也。

一妇初腹痛，作火医，加甚。诊之，脉沉缓无力，大补中而愈，将四五年矣。近年八月间，肚泻时止，或至七八日，或半夜，上吐下泄，大小腹俱痛，夜间微热，饮食不贪，此脾胃虚损，金衰不能平木。病症多端，皆肾不纳气故也，沉香纳气汤。

沉香磨，二分　黄芪桂汤炒　杜仲姜汁炒　白术每两用丁香三钱，煎汤炒，七分　人参一钱　益智炒，去壳，研，一钱　白茯一钱　陈皮一钱　炙草五分　白豆仁一分五厘　煨姜三片　枣一个

一人，吐泻，头病，两太阳痛，六和汤。

半夏一钱　赤茯一钱　陈皮一钱　藿香一钱　人参一钱　白扁豆一钱　泽泻一钱　甘草五分　杏仁五分　厚朴五分　柴胡五分　干葛七分　干姜三分　姜　枣

一人，霍乱。

藿香七分　陈皮七分　白茯七分　白术八分　泽泻一钱　半夏一钱　甘草三分　干姜三分　猪苓五分　肉桂二分　生姜三片

水煎服。

一人先伤寒，转疟疾，复转痢疾，后从痢疾，而复转伤寒，将四五十日，内伤不足之症，医作有余治之，其病渐加，倘治之不以其法，必死，用补中益气汤，加人参、干姜、羌活、防风。

病从表入里，复从里还表，补中，里之表药也。人参、干姜固里，羌活、防风解表。

但伤寒，已汗后而热不退，寒热间作如疟状，脉无力，俱是内伤，宜补中益气汤。

伤寒，汗后发热，必时发时止，脉无力，方可作内伤治。若热甚昼夜不止，或兼表证，不宜轻用补中，若寒热间作，补中，无疑矣。

自汗发热，参附汤；恶寒自汗发热，桂附汤；恶寒，阳不足，阴往乘之，加桂温中退寒水。

自汗发热，阳虚也，加之恶寒，阳虚甚矣。故除参之甘寒，加桂之辛热，大补阳也。

内伤，伤寒，不可骤用补中益气汤，先以八珍汤去熟地，加羌活、防风，见症加减。候病少愈，以补中益气汤调理。

用八珍和汗而不见症加减，亦难奏功。内伤之伤寒，参、术亦不宜用。

凡治伤寒，须识内伤。医内伤，必防外感。外感伤寒，俱从正治，内伤伤寒，初起用八珍汤，去熟地加麻黄，或加干葛、紫苏、防风、羌活，随时加减。夏月，五苓散发表，热服达下，水调服。吐，先服五苓散，后以热汤探吐，过三五日不愈者，服补中益气汤，或三五帖，汗出而愈。

内伤初起，宜八珍汤去熟地，加陈皮、半夏。寒热头痛，加羌活、防风；胸膈不利加前胡、桔梗、干葛、紫苏。看症之轻重，时令之温热用之，三日后病还不退，就宜补中益气汤。外伤初起，不宜八珍去熟地、人参、白术，加苍术发表，解醒之药。

有一等虚人伤寒，汗之，不可补之，不能用八珍，随时随症加减，妙不可言，即施之伤寒正病，亦最稳当。

内伤作外感治者甚多，虽不速死，迁延夭折其寿，杂病见热，而不治脾胃者，十常八九，后变潮热、泄泻、浮肿、腹胀、喘促而死，或阴虚火动，喉痛，不食，皆误医之咎。

吐汗下三法

凡伤寒，发表达下，是为常法，不足为异，有求汗、求吐、求下之不同者。

求汗

凡病，三求汗而不愈者，不治；三求汗而不至者，亦不治。风湿坏病，虚烦，动气，不求汗。初春微阳，不宜大发汗。此节"湿"字，当作风温，风温禁汗，湿家亦禁大汗，宜对。

春，香苏二帖。眉骨痛不可忍，羌活一钱五分、防风、甘草等份、黄芩五分，冬不用

夏，清暑汤、五苓散。渴加干葛，热饮。

秋，正气。

冬，十伤。

夹食，五积散。停痰，二陈汤。伤风无汗，麻黄。有汗去麻黄，用桂枝、芍药、甘草、半夏、五味子。头痛，加细辛。

秋冬无汗，伤风咳嗽，小青龙加麻黄、杏仁。

有汗，伤风咳嗽，恶风，五味子等份。

小青龙无加。四时发热，遍身疼身①，九味羌活汤。咳嗽吐痰，脉洪大有力是火克金五岳汤，麻黄、杏仁、甘草、石膏。

求汗数种，如浑身痛热甚，发药不得汗者，肺虚，津液至胃而还，宜用保元保定肺气。一法也。

有初病而即自汗出，后热甚而不得汗者，此阳气发泄，而阴血不足故也，宜用芎归汤一二帖后，再加紫苏一二分，汗出而愈。二法也。

又有痰热交作，汗出热退，少顷又寒，此阴阳不和，宜小柴胡加当归、川芎、白芍之类。三法也。

胃气达肺，熏蒸或液而为汗，津液至胃而还，是胃气不能到肺也，保元者，补胃气而升发也。

---

① 身：疑衍。

阴血不足，若用气药，则阳亢而阴不生，芎归汤滋润停湿也。俟津液足，微加紫苏，响而汗之，苏能散能下。

余邪未尽，故阴阳不和。人参、甘草、半夏和阳，川芎、当归、白芍和阴，柴胡、黄芩彻半表半里之热。

一小儿秋末咳嗽，连声不绝，兼痰，身热极而泻，脾虚作泻无疑，用六君子加麻黄一服，效。后六君子加参而愈。月余又复，亦六君子而安。

痰嗽而泻脾虚也。热为表邪，六君子补脾止泻止嗽，麻黄解表。

一小儿，满口生白疳，痰声、泄泻、身热、昏沉、目闭、不乳三四日，将危矣，自微汗。思之，凡病但有泄泻，便宜从脾病治之，用四君子重加参渐加至二钱，芪七分，诸病皆退，三五帖而愈。

泄泻、痰声、自微汗，脾肺虚也。口疳，身热，昏沉，阴火壮也。大补脾肺，元气复位，阴火自沉。

凡病一七、二七无汗，身热往来，自汗不愈，不思饮食，系正气不足，宜补中益气汤以和之。已汗而热不退者，亦宜用此汤药，无汗此汤内加羌活、防风三五剂，当和汗出而愈。胸中饱闷加苏梗、杏仁，若大便闭八九日一解，更加之，大效。饮食难进，发口疮，郁火宜发之，归芎汤加紫苏、杏仁，痢亦宜之。凡病潮热自汗，泄泻减归，三五剂不愈，脉缓无害，紧数、细数不治。

伤寒发汗，三五服不解，小柴胡加干葛，并柴苓汤和之。伤风无汗冲和汤，伤寒见汗便愈。汗而不解似疟，便疑内伤，用补中三五剂，和汗而愈。

求吐

求吐验症，或寒气寒饮食在胸膈之间，用理中汤服之，托住正气自吐，或食在胃中，用平胃散、二陈汤，升其胃气，自吐之类。

理中温补中气，中焦阳气一旺，胸中留滞，自能冲而越之，平胃、二陈，疏通壅塞，醒动脾气，清阳自升，陈腐自出。

膈上有痰满闷壅滞，急宜吐，炒盐调滚水服之。咳逆，瓜蒂散，参芦饮。

治疟疾。

常山　槟榔　草果　知母　贝母　石菖蒲少许

酒煎，露一宿，空心温服。初来何首乌五钱、青皮二钱，虚加人参，水煎先服。

治疟作伤寒一样，但可治病必不可治疟，久则内伤，理脾为主。夏，五苓散探而吐之。

绞肠痧，炒盐滚水吃，吐之。

夹食停痰，木曲而不直，五积、平胃或二陈，消导自吐，不必求吐。

腹痛，和中散。

喉中生鹅，闭塞壅滞，肿硬，痰涎，难言。

胆矾三分　硼砂二分

为末，滚水调服，神效。

但有大人小儿舌下肿，重舌，痰涌，难言。

硼砂五分　朱砂五分　朴硝五分　冰片少许

蜜调敷患处，神效。

烦躁闷乱，难言，求吐不吐，不治。脉紧数或无，大忌。

舌出一寸，冰片末点之即收。舌内生菌后更有方法、喉风、单鹅、双鹅一切痰内火毒、小儿口疳，并皆服之。

人中白煅，一钱　硼砂五分　胆矾三分　冰片半分

共为末，吹患处，吐痰而愈。

求下

求下验症，如补中益气汤加苏梗、杏仁，芎归汤加二陈，或六味地黄丸之类。

伤寒五六日热不解，狂言，小腹坚硬阳明实热，内有燥粪，大承气汤。汗后狂言热未实者，身热发渴，白虎汤四物。渴甚，六一散。口干不渴，生脉散。便燥，躁热血虚，四物加黄柏、知母，小水不利加木通。若杂病，血虚并病久，口干非渴，见白虎则死，芪归汤加人参则生。心烦，加麦冬、五味、枣仁。便燥，加归、芍。杂病一二月，饮食少进，便燥，而热不退，便宜补中益气加苏梗、杏仁；腹痛加干姜、吴茱萸少许；热不退去三味加附子。虚嗽亦宜。除虚损外，诸病渴甚要饮水者，急与之，此救阴之道。久病，左脉沉虚，右脉洪大，大便燥，阳陷阴分，脾肾受病，六味地黄丸加人参、车前子。

久病，左脉沉虚，右脉洪大，初时正气下陷，阴血未衰，宜补中升举之。下陷既久，阴血干涸，气血俱虚，燥火愈炽。若升提之，不能提真阳，而反升假火，头痛喉痛作矣，故用地黄丸，壮水之主以制阳光。休缘云：洪大无力之脉，用六味汤，而不加参。火退，脉必涩。

内伤热不退加附子者，大温阳气，补而举之。盖阳气上升，尽成津液，所谓阳生阴长也。阳气下陷，尽成燥火，所谓阳陷阴绝也。

自汗 自下 自吐

自汗

嗽病难医，除虚损痨瘵，余皆受寒而起，有兼吐，兼泻，寒热，自汗者，俱宜温补。

凡治病久而不愈，必是气血两虚。自汗热不退，补中益气汤加附子，又不愈，保元加当归、白芍、麦冬、五味子，或归脾汤。

用阳药而不愈者，阴虚阳无所附也，保元加归芍、麦味、归脾汤，使气血调停，两相依附，而自无涣散之忧。

冷汗自出，重用黄芪、建中汤、姜、附、人参。

有内热而蒸出汗，脉洪大，六黄汤。脉紧数八九至，或大或小，不祥之兆。

烦躁自汗，热不退者，阴虚，六味地黄汤加参麦散。小水不利，加灯心、淡竹叶；不眠，加酸枣仁。脉大无力是豁，宜用保元汤加减。大而豁，属虚；大而洪，属火。

除伤寒头痛，恐胸中蓄血，头寒^①至颈至脐而热不退，热不发越，阳气上腾，津液上凑，里虚不可下，内涸不可汗，便燥，宜参苓八珍倍用当归调之。

头汗如贯珠者，阳脱去。头汗而喘二便难，亦死。

手足汗，津液傍达，四肢蕴热，燥屎，谵语，承气。

夹食水谷不分，理中汤。伤风汗多，并嗽，桂枝汤。

久汗亡阳，十全大补汤，不必治嗽，头汗阳虚之征，咳嗽连

---

① 寒：疑为"汗"。

声不绝，或声哑，口舌俱碎，久不愈，属脾虚可知。

一小儿，患此症一年，用白术四两、生姜一两五钱，捣、人参八钱、甘草六钱、茯苓二两五钱、五味子六钱，熬膏，白糖调服。一月而愈，俱作火症，而误者多矣。

脾气者，润泽之气也，此气一虚，则不能上达于肺，以成津液。津液少，则火无所畏，而肺受刑矣。四君子汤单补脾土，五味子引土生金，生姜发散郁火。

或身无大热，冷汗自出，四君、保元加附子，或溏泄，呕吐，自汗，脉微细无力，四君加姜附、二陈。

汗属表虚，冷为无阳，四君、保元由里达表，加附子大温阳也。四君干姜止泻，二陈止吐。自汗脉细无力，故加附子。

倘病阳虚热极，而自汗解，汗后又热，汗出如水，阳被汗散，发泄在外而不归，本方宜保元加浮小麦、牡蛎，或棉花子炒焦煎汤吃，心神不安加安神丸夜吃，又不愈，当何治法？下虚不能奉上，虚阳上攻必难下达，前方加木瓜，使阳气复内。

自汗，如精神恍惚，汗出于心，用归脾汤之类；恐惧，汗出于肾，用地黄丸之类，余皆仿此。

汗出不止，致成痿症，用小麦炒熟煎汤服，清心退热，再用棉花子炒熟泡汤服，三五日愈。

一妇患伤风症，恶寒及自汗不收，约年半，虽夏不去被，手足皆棉包不敢出被，服附子二十枚，人参二斤，保元汤加附子、肉桂，不效，皆表药故也。中气不归肾，宜四君子，加干姜、肉桂、白芍、五味各一钱，三帖效，十帖痊。

中焦气不归肾，肾之脾胃虚也。故肾气上溢，为自汗，为恶寒，四君子姜桂大温中也，有味、芍则又敛之归肾矣，肾气翕聚，阴翳自消。

一人年十七八岁，汗出二三年不愈，用棉子炒焦，入汤内，一滚服之，服至四五日，腿脚能立，后补中益气汤、归脾汤而愈。

补中汤实表，归脾汤调荣卫，乃汗后之要药也。

一小儿头汗出，用胡椒温中，绿豆以去热，二味煎服。

大人有此病，五苓散加干姜，服之有效。

头汗，阳虚上腾也，姜桂温补阳气，四苓引之下达。

一人黄瘦，不思饮食，行步艰难，自汗盗汗如水，皆曰瘆，先吃面汤，三四日后，用棉子炒焦香，淋水吃，三日汗止，调理养血而痊。

肾入心为汗，自汗盗汗，肾气泄也。行步艰难，肾虚将成痿矣。

自汗发热，参附汤。倘恶寒，自汗发热，桂附汤。

盗汗方

用棉花子煎汤，每日清晨服一碗，三日即止。

自下

自下，久而不愈，保元加白术、茯苓、炒松花，煎服，妙，或加附子，凡泻，皆宜四君子。

伤食暴泻，胃苓汤；腹痛自利，理中汤；夏泻湿热，小便赤不利，五苓散；渴甚，宜益元散；泻清水，里急后重，香连丸；久泻，四君子加白芷、黄芪，吐去白芷加干姜；久泻满闷，补中益气减归加附子；身热加羌活、防风，风能胜湿。每日清晨溏泄，四圣丸，用破故纸四两、小茴香五钱、木香一两、肉豆蔻二两、生姜四两、煮枣肉四十九枚，去姜，为丸。

又方，治肾泻。五味子二两、吴茱萸五钱，炒为末。陈米清汤下，仍灸气海、中脘，前药，或煎，或丸。

久泻自汗，潮热畏寒，建中汤加人参、白茯。潮热，非补不能成功。

清晨久泻，夜发热，自汗，潮热，梦遗，诸温不愈，谓之肾热，坎离丸加牡蛎、山药，打糊为丸，服一月而愈。

泄泻，虚寒，理中汤之类。

暑泻，胃苓汤。其余泄泻，五苓散，兼腹胀痛，盐汤调，探吐。

身热发汗，热汤利水止泻，冷水下口渴，人参汤下。

泄泻，发困，热，宜气分中补血，保元、四君加芍药、炒松花。

久泄伤肾，保元兼四神丸。

不拘大人、小儿等吐泻，皆宜补脾，虽有杂症不必治，后调理用参苓白术散，加木香、砂仁、豆蔻。

凡久泄，恐有郁火，加黄连少许。小儿积加使君子肉，无过于此矣。

一小儿口疳，豆大而白无空地，热极而泻，眼闭，昏昧，不愈，予思泻属脾，白属虚，用四君子加人参二钱，诸病皆退，可见脾胃关系最重。

凡泻宜四君子，热加松花，寒加干姜，作渴加干葛、五味，表热表虚加白芷、黄芪。泻后调理，参苓白术散。

大便泄泻，补中益气汤不宜，宜用保元汤加干姜，如无药处用红米、黑豆二味，炒熟煎汤服，亦效。

泄泻有白泡且作声，此湿热在小肠，平胃散加干姜服。积滞而碍小肠，水液下流搏结而成波澜，声响。

凡吐泻，水食并不下—本作并下，或米谷不化，俱属寒证，宜理中。

烦躁作渴，出如糜臭气，皆属热证，宜烧针丸。

朱砂一两　枯矾五钱

共为末，枣肉丸如元眼大，临用针插定，入灯火烧存性，糯米泔调服。

凡元气不足，脏寒，泄泻用肉豆蔻四两、煨木香不见火，一两、白茯四两、干姜泡、附子煨，各一两，共为末，姜汁丸，梧子大，每服五十丸，莲心汤下。

脾泄，五更起者是也，此在夜半，名肾泄。

杜仲去皮，一两　生姜一两，同炒干　五味一两　肉豆蔻去油，一两
破故纸一两　吴茱萸二钱

共末，生姜煮枣肉丸。

肾不司闭藏故泻，五味子滋肾助收敛，故主之。

肾虚，作泻。

熟地用生姜一两，同煮捣饼，焙干，一两　山药　茯苓各一两

共研末，为丸服。

溏泻久而止发无常，是无水也，此方主之。

脾泄。白术一斤，切片、大枣半斤，白术一层枣一层，入罐内水煎，捣烂作饼，晒干研末，再加松花一两炒焦黄色，米糊为丸，服，有神效。

一人夜间去后，方觉腹宽，不去觉胀。脉心部浮洪，肝脉亦起，肾脉紧，此君不主令相火妄动，肾水被肝木弗动，其泻在肾，补肾不若补脾。

芡实炒，一钱　山药一钱　茯苓一钱　人参五分　熟地四分　益智炒，三分

水煎服。

丸方

五味子二两　吴茱萸炒，四钱

生姜煮枣肉为丸，每服三十丸，滚水过下。

心脉浮洪，君火无为，相火用事也。肝脉起，子令母实也，肾脉紧，去后腹宽，不去腹胀，寒水泛溢，肾不纳气也，欲补水制火，恐寒中而泻不止，欲单补脾，恐相火不靖，药、苓、地所以补肾，有益智则水温而不寒，参、苓、药、芡，则补脾兼补肾矣，熟地多恐寒中故用四分。

予尝患泄泻，春天患三年，霍乱每发，服理中汤，病愈药止。久患胸中若刀割，略吃一味，不谨泄泻无时，喉中常若飞丝入喉，破喉出血，后用四圣丸。

白术四两、陈皮五钱、黄连五钱，俱生用，神曲糊丸，津液咽下，或临卧清水汤下，神效。其病不脱，或发疟疾，三年各一月，丹田下立时，觉一点疼痛，三四日泄泻如红曲肉汤一样。调理养血，半月后腹痛，六日不止，无法可救，用四君加附子、干姜、芍药，随服随效，仍用此药，灸气海而愈，此皆脾土传变，人所不知。

立时疼痛者，丹田包络受寒。泻如红曲肉汤者，小肠为壬水所克而外走也。此寒中变症，四君、姜、附，灸气海，大温阳气。

一人六脉沉阴，重按宜有力，重按无力不清，肾虚也，此病上盛下虚。痰之本在肾，胃脘一痛便作泻，痛一阵泻一阵，此属火，肾之脾胃虚，补脾则肾水亏，滋阴则水来侮土，总之温肾即所以温脾，三十三岁犹未生子，肾寒作泻故也，肾主骨，筋骨痛宜补肾，用地黄丸、补中益气汤加减。

丸方

山药炒，二两　　破故纸炒，一两　　小茴炒，一两　　熟地一两　　人参七钱　　杜仲姜汁炒，一两　　五味子一两

加吴茱萸五钱、陈火肉骨烧灰，存性，二两，共为末，元米糊丸。

煎药，用补中益气汤正方加山栀每两用煨姜三钱煎汤，炒过六分。六月加苍术五分、泽泻五分，腰痛加杜仲姜汁炒，一钱，作泻加防风三分，痰多加半夏姜汁炒，五分水煎服。

火郁胃脘，寒在下焦，火发动则痛，火气下行，攻动寒湿则泻，丸药温补肾水，五味、骨灰可以止泻。煎药补水之源，故纸、茴香加熟地，则水温而不寒，可免侮土之患。

一人吃赤豆饭，腹胀痛，服香砂平胃散，三五服不愈。一医谓：痛则宜通，用大承气汤，一日连泻六七次，日日作泻，不止痛，亦更加诸药不愈。八月后行下血水，上吐蛔虫。半月后，肚胀泻更加，泻亦血水，小水不利，不思饮食，二十余日，请予诊之，右脉豁左肾脉沉细，上二脉亦大。曰：此饮食不节、内伤不足之症，血水伤肾也，用补中益气，加破故纸一钱、小茴香、肉桂各五分，一服，诸病皆退，五服，痊。

脾胃食伤，通之益受伤矣。泻而下血，脾传肾也。吐蛔，中寒也。腹胀，脾胃陷而壅滞也。小水不利，脾虚不能分别也。补中升阳，纸、茴实肾止泻，又可使肾纳气而除胀，乃中下兼补之法。

一妇病久泻不止，用保元汤。茯苓、白术、山药、益智、五味、陈皮、火肉骨灰一钱，而愈，补脾实肾，此法甚良。

一妇患内伤，医作外感治之，至六月，腹胀，下身热，更加泻不止。医又分利之，喘促大作，六脉豁大无力，内伤无疑。

用人参七钱、黄芪三钱、甘草一钱、肉桂二钱、五味子五分用吴茱萸同炒焦，去之，一服，诸病皆退，后药减半，三服大汗出而愈。

腹胀，下身热，阳虚下陷也。泻属里虚，喘促肺虚，保元汤轻重用之，大补里虚也。茱萸、五味可以止泻，而肉桂又可以温肺定喘。

一病眼痛常晕倒后泄泻三月，上身疼痛作胀，腰腹足酸痛，每一日发四五次，夜一次，里急后重，理中带补脾不愈。予思久病气血两虚，用黄芪建中汤二剂，诸病皆退。

日发多，夜发少，阴虚也。诸病皆属血虚，用气分药故不效，黄芪建中汤，阳生而阴长也。

一女人脾胃素弱，少有所伤，即泄泻三四次，此肝气乘脾，久泻湿热在肾，用白术八两、小红枣四两，去核，分四层入罐，煮至焦黄色，捣饼烘干，再入白豆蔻五钱、松花七钱，新米糊丸，午前服。

白术、红枣，补脾止泻。松花，凉肾。白豆蔻，消食。

一病大便作泻，不泻则闭，盖脾失转运，不能输津液于肝而聚于胃，聚久则溢于肠胃之间而泻，泻毕则液枯而闭，闭久则复泻，二者循环，总脾虚故也。

一人二十三岁，身体素弱，时或泄泻，或鼻衄，诊其脉去来不定，脾脉带硬，此多思心志不定、脾阴不足故也。

白术四两　枣肉一两

同煮烂，成饼焙干，研末。

山药炒，二两　五味子炒，五钱　甘草半生半熟，一两　白芍用肉桂二钱煎汤炒，三两　干姜炒黑，四钱

共末，米糊，如梧子大，食远服，清饭汤下。

白术、山药补脾阴，五味、干姜止泻。

一人六月泻清水，脚转筋，用藿香、陈皮、木瓜、吴茱萸而效，盖藿香正气，陈皮利气，木瓜舒筋，吴萸伐肝邪之亢盛也。

一人成脾泄，此久泻，热在肾也。

白术不见火，八两　白茯去皮，五两　糯米五合

先用水浸一宿，三味入猪肚内煮熟，待水干捣烂成饼，晒干研末，米糊丸，沉香三分研末为衣，服之甚效。

沉香，能止泻痢。

一人脾泄，身微热，药内用吴萸炒、黄连一分。盖木浮，则火炎。吴萸性温入肝，引木下达，木沉则火下降也，黄连厚肠胃而止泻。

一人素患泄泻，诊之心脉微洪，肾、肝脉俱虚，单医泄泻，恐有土克水之患，用白芷三钱升动胃气，五味、人参各五钱补肺而生肾水，白术三两、山药二两、甘草七钱、莲肉一两、白芍一两五钱，脾土健泄泻止，而水土平矣，八味共末，米糊丸，午前，清水汤下。

泻而尺脉弱，不宜单补脾，术、药、甘、莲、白芍补土也，白芷引土生金，参、味引金生水，不从中而下，乃从中而上，上而复下，生生妙用，不入茯苓，恶其引土克水也。

一人脾虚作泻，时值三伏，用五味子，不用麦冬，恐其润下，以作泻也。

一病午前作泻，午后大便即结，此系脾虚，午前木旺故泻，午后肝木衰，故便结。

一小儿泻不止，用四君子加减，不效，乃湿热内郁，宜理脾凉肾。白术一钱，微炒焦用、松花炒，筛过五分，二味和匀，白糖调服。

又方

白术水煮过透　　红曲炒，一两　　多年陈火肉骨头烧灰，存性

三味研极细末，白糖调服。

一妇遇劳碌，多食即泄泻，久泻，为湿热在肾。

白术四两，切片　　枣肉五钱

同煮烂，捣饼焙干。

人参一两　　甘草一两　　芡实一两

米糊丸，清晨，清饭汤下。

一病午后至晚，少有前食，五更腹胀内鸣，天明泻一次，诊之，脾脉带数，用人参五钱、白术三两、火肉骨头烧灰，存性、炙草一两，米糊丸，午前服。

脾虚不磨宿食作泻，故用白术为君。

一妇人五十八，略伤食便作泻，饮食不消，或手起红斑，泻则不起斑，不泻则起，此脾胃中有湿热，宜戊己丸。

胃有湿热，溢于肌肉则为斑，下流则为泻。

一病劳碌费心，饮食不节，当脐而痛，痛则大便去，溏泄，或午前泻，午后不泻，此脾土虚以下犯上，谓之亢，肾水泛上，寒在肾故也。宜温肾，则肾水安，不致泛上，升动胃气，则脾土旺，而痛自不作，泻从何来？

白芷七钱　　五味一两　　干姜一两　　鹿茸一两　　人参七钱

糯米，糊丸。空心，滚汤下。

中气虚故痛，肾无阳故水泛而泻，午前泻，阳气上升下面无阳，故泻，午后不泻，阳气下藏也。参、姜温补中气，白芷升发之味，茸温肾而安水。用药补肾脾之阳，不用术、草，恐固寒水于中焦，不用茯苓，恐胃气下陷。

一小儿作泻，服利药太多，致浑身热甚，喜卧冷地。盖由

肾利虚而肝火起，胃中亦燥，用松花炒焦黄色安肾，则肾水足而火不起，红曲安胃，消食去积，而生发之气旺。

松花一钱　红曲二钱

作二次，白糖调服。

用利药多，则膀胱水涸，木无水润故火起，不退热而凉肾，由肾水不足故也。不补脾而去积，以小儿之泻多由宿食也。

一人素脾虚泄泻，一月不止，上头痛甚，从太阳入耳中，此上盛下虚，欲治头痛，泄泻愈甚，欲治泄泻，头痛不去，用荆芥一钱、川乌四分，水煎服，来日荆芥再加五分，次日看其脉，脾脉带数，此胃强脾弱，饮食不节，劳役所伤，房劳辛苦之人，当补脾阴之不足。

人参七钱　白术炒，二两　茯苓三两　炙草一两　神曲一两　砂仁一两　米糊丸内有枳实

川乌守中止泻，荆芥清头目之痛，脾脉数为宿食，胃有湿热，为胃强脾弱不运而泻，四君补脾，枳实、曲、砂平胃之敦阜。

一小儿将两岁，面黄，喉中有痰，大便了而不了，先因泻服寒凉药太过。

白术一两　丁香一钱

共为末，白糖调服。

大便了而不了，中气虚寒，喉中有痰，虚火炎上，温脾补中气，火自归原。

一人夏秋作泻，至冬虽夜吃饱饭，亦不作泻。夏秋阳气发于外，湿热停于内，故作泻，冬则阳气在内故耳。

藿香正气，五钱　厚朴七钱　苍术五钱　白术四两　枣肉二两

同煮过研末，砂糖调服。

藿香醒脾开胃，苍术、厚朴去湿热，白术、大枣补脾，砂糖止补胃，白糖还补脾。

一妇，胸膈饱闷，下泄。

白术三两　白芍一两　山药二两　茯苓二两　益智五钱　五味子五钱

米糊丸。

下泄，脾虚下陷；饱闷，浊气上升。单补脾实肾则泻止，脾旺自能清升浊降。

一病者时泻，头晕。

白术四两　枣肉二味同煮捣烂，成饼焙干，一两　红曲二两

米糊丸，夏加松花五钱，冬加益智五钱。

泻而晕属虚，泻止晕自息。

一妇体瘦，多生产，久患泄泻，用参苓白术散，加砂仁。

一妇虚损，寒凉伤脾胃作泻，虚损不受补。

五味子　吴茱萸炒

共研末，每日用白滚汤，调服渐愈。

一人常作泻，不泻则闭，时或呕吐，胃脘痛。

人参　白术　茯苓各一钱　甘草　当归各五分　苡仁七分　陈皮　神曲各五分　山药一钱　益智三分

但胃脘痛，不用干姜用良姜。

气虚则泻，血虚则闭，火郁于胃脘则痛，大补脾胃，加当归养血。陈皮、良姜散胃脘邪火。

一小儿久泻，火郁在上，恶心属火。

人参五分　牛膝三分　木瓜五分　苍术五分　吴茱萸炒　黄连二分　姜　枣

煎。

久泻脾虚，不能升举，浊气积于胃脘而为火，人参、苍术补脾去湿，牛膝、木瓜开关降浊，微用吴、连以凉之。木瓜味酸，气脱能固，气滞能和，水利可禁。

一妇命门脉甚弱，责其无火，鸡鸣作泻，常腹鸣，脐下饱闷。

破故纸_{四两}　小茴香_{一两}　杜仲_{姜汁炒，二两}　乌梅_{一两}　肉豆蔻_{去油，一两}　生姜_{一两}　煮大枣肉_{一两}

为丸。

肾虚不纳肾气，故泻。小茴行脐下饱闷，故纸温命门火，杜仲脾肾兼补，乌梅固涩大肠、禁痢、止泻，肉豆蔻温脾胃虚冷，佐以生姜止吐泻。大枣属土，有火，生姜佐之，益气厚肠。

一妇肠常鸣腹痛，胃能食脾不磨，有时作泻，脉寡，中气不和。

人参_{五分}　白术_{水煮，七分}　茯苓_{一钱}　甘草_{五分}　五味子_{九粒}山药_{七分}　砂仁_{三分}

水煎，不拘时服。

丸药，用猪肚丸。

脾不磨，故食积而腹痛，砂仁醒脾，肾不司闭藏故泻多，用五味子则止。

一妇胸膈饱闷心口痛，脾泄，六脉皆无力，四君子加山药、益智、延胡索，姜煎服，微加延胡索以降浊。

脾泄，则清阳不升，故浊阴不降，而为饱闷心痛，四君子、山药、益智，单补脾止泻。

一小女因出麻后，泄泻二三年，体瘦腹大，善食而瘦，久泻伤肾。肾不纳气，故肝火起，乃不足之火，而善食，脾因无正火，邪火不能杀谷故泻，而不生肌肉，久之，必成疳积。

黑锅焦三两　红曲一两　草果面煨，烧灰，存性，二钱　松花五钱

共为末，白糖调服。

红曲安胃消食去积，草果消宿食除胀满，松花凉肾。

一妇头痛，腹痛甚，时时作泻。

人参五钱　白术　茯苓各一两　甘草五钱　黄连一钱　白豆仁
二钱

水煮三炷香，待干，米糊丸，用没药一钱五分、乳香一钱五分，去油为衣，一方有山药一两、芍药七钱。

作泻，脾虚；腹痛，血凝气滞；头痛，火不下降。用四君子汤以补脾，芍药和脾血，乳香、没药行气调血以止腹痛，白豆仁开胸膈，黄连引火下达。陈皮泄气，非泄泻所宜用，故以白豆仁代之。

一老妇遍身疼痛，两胁痛，腿酸，上焦嘈杂，胃脘有时而痛，善食生冷，泄泻无时，此乃肝火，用白术四两、吴萸五钱、木香二钱，神曲糊丸。

周玉绳令堂，先因黄疸症起，调理已愈。时下上膈饱闷，泄泻。右手三部脉微缓，不大不小多弱，左手微弱重按不得，表里俱虚。虽泻血亦不足，用人参、桂枝、芍药各一钱、山药一钱、益智三分、炙草八分、故纸炒，三分、五味同糯米炒，去元米打碎，三分，水煎，食远服。

桂枝汤，补表。五味，固里。

后调理，久服方。

人参一钱　白术七分　茯苓一钱　炙草五分　陈皮去白，五分
半夏一钱　苡仁一钱　萸连七厘

呕恶加干姜三分。

四君子止泻，苡仁去胸膈饱闷。

俞三孚夫人有孕，常作泻，久泻，属肾。

白术水煎熟，四两　山药二两　炙草一两　杜仲姜制，一两　松花隔纸炒，七钱

共为末，米糊丸，午前清汤下七十丸，脾肾兼补。

王太师常泄泻，头痛，四苓散加砂仁、人参。

头痛未已，调理，四君子加莲肉、砂仁、泽泻八分，芍药五分，后用补中益气汤加干姜而愈。常服四君子加山药一钱、益智三分、砂仁二分、白芍七分、苡仁、芡实各一钱。

泄泻下虚，头痛虚火，益气汤补元气而散火，恐下涸不提，故加干姜固里止泻。

一人先吐红，今已止，常肚痛，泄泻，腰痛，形瘦，四君子、山药、莲肉、苡仁、扁豆、砂仁、芍药。

泻属脾。肚痛者，因泻而脾气不和也；腰痛者，脾湿下流也；参苓白术散和中利湿，芍药和脾止痛。脾土和，自不克水，故不加腰痛之药。

一人酒色过度，劳碌所伤，四肢抖擞心跳三十年，因灸火之气发于灸之处，而结于膀胱，遂致小便不出。张抱位说：内有瘀精，用车前子、海金沙、江鱼齿、黄葵子、木通、琥珀合末。将淡竹沥、海金沙藤煎汤送下，又服童便半月，又方用犀角五钱、黄连二钱、萝卜汁三碗煎，服后精涌流，日则尿精并行，夜则梦遗。凡精欲出之，先于阴囊之后，肛门之前，内甚作痒，小解倾泻后，即作痛。后乱用凉药百帖，不痊，但知饱不知饥，睡时着实饱胀，腹时痛，顷刻，心堂内将近脐，如热汤烫一般，间或停止，肌肉尽消，四肢无力，腰痛，头晕，牙痛，耳响，睡则头并手足麻木，遗精，不计时作泻，手足浮肿，脉左手微弱无力不细，右手豁大无力，此肾之脾胃虚，汗下太多，阳无

所主，故病在脾。

升麻　柴胡各三分　白术五分　陈皮三分　人参五分　黄芪五分
甘草三分　木香三分　故纸七分　小茴五分　熟地五分　泽泻五分
苍术三分　姜　枣

煎，食前服。

调理参苓白术散，去桔梗、砂仁，加芡实、益智。

因灸火而小便不出者，火郁于内结于小肠，津液不渗于膀
胱也。宜升阳散火，微加淡渗之味，则愈矣。渗利太多，肾虚
不司闭藏，故精遗不止；寒凉伤胃，故饱胀，腹痛作泻，浮肿，
腰痛，头晕，牙痛，耳响，虚阳上越也。睡则麻木，阳虚不运
也，调理补中益气，纸、茴温肾纳气，地、泽安肾而泻浮热。

一妇两手寸关俱大，两尺沉细，上盛下虚，子多，元气弱，
腹泄泻，不思饮食。

白术五分　茯苓一钱　炙草五分　芍药一钱　扁豆一钱　益智
三分　元胡炒，三分　白豆仁三分

作泻，加熟豆蔻五分。

若泄泻而诸药不愈，胃虚难受药者，用陈腊肉骨烧灰、锅
心锅焦共三分、松花炒，一分，米糊丸，人参看虚实轻重用之，煎
汤，送六七十丸内有红曲。

一妇早晨溏泄一次，用黑豆水吞一粒，渐加，至本年过，
又渐减至一粒而愈。

一人大便不实，早晚各一次。

白术　半夏一钱　破故纸五分　杜仲一钱　甘草　陈皮五分
干姜三分　白茯苓　防风七分　姜　枣

煎。

一人酒多作泻，脾肺脉大，宜补脾肺不足。

人参　白术　半夏　神曲各一钱　白茯　杜仲七分　白豆仁　甘草三分　陈皮　干葛　泽泻五分　干姜二分　生姜三片

煎服。

一人水泻三日，腹微痛，加减五苓散。

猪苓　赤茯　白术七分　泽泻　半夏一钱　肉桂　干葛三分　干姜　紫苏五分　五味十一粒　生姜三片

一妇夜间发热，口干头转，腹泻，身战，此血太虚，黄芪白术汤。

泔芪　人参　炙草五分　半夏　白茯　山药一钱　白术七分　干姜　天麻　益智　陈皮三分　蔓荆三分　姜　枣

煎①。

一妇初腹痛，作火医加甚。诊之脉沉缓无力，大补中而愈，将四五年矣。近年八月间，吐泻时至，或至六七日，或半夜，上吐下泻，大小腹俱痛，夜间微热，饮食不贪，此脾胃亏损，金衰不能平木。病症多端，皆肾不纳气故也。

沉香纳气汤

沉香磨，二分　黄芪桂汤，炒　杜仲姜汁炒　白术每两用丁香三钱煎汤，炒七分　人参　益智炒，研　白茯　陈皮一钱　炙草五分　白豆仁半分　煨姜三片　枣一枚

一人肚泻，头痛，两太阳痛，六和汤。

半夏　赤茯　陈皮　藿香　人参　白扁豆各一钱　泽泻一钱　甘草　杏仁　厚朴　柴胡各五分　干葛七分　干姜三分　姜　枣

煎。

---

① 煎：此后原衍"一人水泻三日……生姜（三片）"，与上文相同，故删。

一人霍乱。

藿香　陈皮　白茯七分　白术八分　泽泻　半夏一钱　甘草
干姜三分　猪苓五分　肉桂二分　生姜三片

水煎服①。

自吐

暴吐，饮食所伤之物，食郁难曲伸，一吐而愈。或半夏平
胃散，或藿香正气散。

霍乱吐泻，手足冷，冷汗，轻则用理中汤，重则用四逆汤。

如不泻，但吐而不止，二陈加姜汁，不效，加丁香。温而
不愈，恐虚中有火，加炒黑栀子、人参。

冷，理中，烦热更加参，或沉香、乌药为末，生姜三片，
淡盐点嚼，去渣，津液咽下。

寒则吐多水食，肚痛，不思饮食，理中汤。

热则多呕，身热似火。

吐而蛔出，理中汤加乌梅、黄连少许。

吐，胸膈胁肋痛，脉洪大而硬，大便闭，三日不愈，名厥
逆，死速。

吐而虚烦，发热，自汗，肚痛，胸腹闷，淡演②，泄泻，便
血，参术汤加黑干姜。

或吐而冷汗如水，烦躁，便闭，脉无，不治。

治吐，宜缓吃，不宜紧吃，紧反吐。

饥不欲食，食入吐蛔，四肢厥冷，脐筑痛，或因冷物，因
房事，腰重，头痛，疲倦，尺部短少寸口或大或小，或六脉俱

---

① 服：此后原衍"一人大便作泻……故便结也"与上文相同，故删。
② 痰涎：原作"淡演"，据《慎斋遗书》改。

浮大，沉取之更大，不甚转泄泻，而甚转烦渴。虚汗，咽不利，郑声，灸关元，少吉多凶。

论注曰：病呕而吐，食久反出，是无水也，盖肾主入司闭藏之令，肾水既绝，则不能纳气，气不归原，逆于膈上，故呕而食出也。

霍乱吐泻，吐多，消痰为主；泻多，和中为主；腹痛，温中为主。

反胃，用异功散加白芍、白豆仁、姜、枣煎。

此药养脾补肺，久则有效，服数十帖不愈者，胃不生肺，肺气亏损，死，不治。

有食入即吐者，亦是气虚所致，非补命门火，何以效？食入反出，是无火也。

火不生土，旧寒气与新谷气相持，故逆而吐出。

凡吐，诸药不效，苏梗煎汤，磨槟榔、枳壳，缓缓服之。

凡吐病，早晨吃粥至午，或午前吃粥至晚吐出，又或天明吐，或吐而突出，若无所阻之者，胃气大虚所致，宜二陈汤加丁香、枳壳、槟榔，温而降之。不用槟榔、枳壳，用黄连五厘、吴茱萸二厘同炒，加入生姜，同煎服之，二帖后，加人参。

吐中兼呕者，呕，属火，宜用二陈汤加黄连、吴茱萸之类。惟呕，而不出声者，虚证也。宜温不宜寒，此名反胃。

凡吐，二陈汤，热加栀子，寒加干姜，肌热、烦躁、作渴，加干葛，吐后调理，六君子汤。

凡呕者，叶落根枯，大便闭者，胃气传送不得也，不治。不呕，而且吐者，用槟榔下气二三次不愈，亦不治。又吐，又泻者，或吐而蛔出，脾有湿热，用理中汤，加乌梅一个、黄连三厘。

但吐而不呕者，用平胃散、二陈汤，木郁曲伸之义。虚，香砂养胃汤。

清晨作吐者，胃气空虚，肾水被木火弗动，故也。用白术三钱、吴茱萸五厘、黄连三厘。养胃降火，其气得以下达也。

凡吐，浑身作胀者，不治；大便闭结者，不治；无脉者，不治。

浑身作胀，阳气不行；大便闭结，气不传送；无脉者，气绝也。

自吐，如不呕而吐者，此为假吐，热在胃脘故也。真吐，必待呕而吐，用药各自不同，呕而吐，肝火冲逆，宜竹茹汤。

吐者物出而无声，因饮食所伤之物出之，有虚有实，吐而足冷，是虚，理中汤；伤食，香砂平胃散。

吐泻，胃苓汤、泽泻为主。

吐而蛔虫出，用黄连少许止之。理中加乌梅去甘草，加花椒杀，又花椒绿豆汤，亦可。

夹食，停痰，二陈加姜汁缓服。不止，加丁香。

干霍乱，用盐水探而吐之，切勿用米饭[①]，反助邪，急死。

呕吐，用半夏二两泡，焙干，为末。一两，用生姜一两连皮切，如绿豆大，二味同炒香干；一两，用肉桂五钱，同炒香干。顺手捞炒，用纸摊地上，出火毒去焦末。每服二钱，姜三片，水煎服。

但心痛呕吐，俱作火证，内有虚实不同，口吐清水作虫治，心如火作血虚，嘈杂胸膈痛，属火，四圣丸。

白术四两　黄连　陈皮各四钱

---

① 饭：《慎斋遗书》作"饮"。

神曲糊丸，临卧，津液下，三十丸。三次，愈。

呕吐，因胃受邪热，喜冷，寸脉紧数，竹茹汤治之。

半夏　甘草　竹茹　干葛　生姜三片

水煎。

又方

用哺鸡子壳内膜，烧灰，存性，芦根汤，下。

吐，有物有声，在脾胃之间，反胃，腹中响而突上，是不可错认。

呕吐无时，寸脉迟伏，橘皮汤。

陈皮　半夏　丁香各二钱　姜三片

霍乱，亦宜。

呕与吐不同，呕者，干呕有声而无物，呕而无物，用黑干姜为末，盐调，口舔吃。干姜，引火下达；盐，取润下。

一妇呕吐半月，诸药不效，已危矣。但气未绝，脉之俱内掉，左手脉尺中全无，曰：独此可生，阳气未绝，用沉香、乌药等份、人参、甘草减半、生姜淡盐腌，切三片，点药末，擦牙，津液咽下，遂能言。病者曰：微药焉得大效？三嚼咽下，腹中复如刀割痛，下痰一碗，食进多，复发仍重，一月后，用参苓白术散，加砂仁而痊。

右尺无脉，此痰塞肺窍，肺气不降于肾，与食伤太阴，下部无脉。同义。

凡作吐，用沉香者，取其气沉重下行，补命门火，使肾纳气，气不泛上，故吐止矣。

一人年三十，因官事一怒，吐血而嗽，自汗，大便半月一解。医作滋阴降火，三月不愈。用八珍、陈、贝、麦冬，又一月，烦躁不睡，肛门碎，口割酸，朝食晚吐。又用安神丸，病更进。

六个月，予诊，左脉微细无力，右手大而缓，曰：此思虑伤脾，反用寒凉，则胃无生发之气，不听予言。一医用补中益气加附子，三十帖，不愈。再请予，曰：宜理脾，用四君子加干姜、肉桂，十帖不愈，但肛门不碎，微进饮食，或一日一吐，或间日一吐，再用四君子，加干姜、肉桂、附子，又重加荜茇，病减半，此方用过百帖而愈。

寒凉伤胃，故吐；虚阳涣散于外，故肛门碎，口割酸；阴盛格阳，卫气不得入于阴，故烦躁不眠，皆中气虚寒故也。补中加附皆表药，故不效。四君、姜、桂、附子、荜茇温中，故愈。

一病饮食能进，遇子时吐出，大便作泻，其人必苦忧思，脾气郁结，幽门不通，宜扶脾通窍为主。

人参　苍术　白术　茯苓各一钱　炙草五分　乌药　附子煮过，三分　生姜三片

泻，属于脾，脾气郁结，不能散精于肺，下输膀胱，故精液下渗而泻。吐，属胃，脾失转运，故胃不能腐烂水谷，传化幽门，宿食留于胃中，遇子时阳升，冲动陈垢而吐。单用补脾，乌附助下行之势。

久病后，不纳食，脾胃亏损，难治之症，用人参安胃汤。

人参　苍术　白术各七分　白茯　半夏各一钱　甘草　陈皮各三分　丁香三粒　干姜五分　沉香一分　小茴二分　生姜三片

水煎，食前温服。

一人肌体肥大，善食，日食一鸡，至下午呕吐清水，晚上食肉一顿始安。诊之，寸脉大于尺脉者数倍且沉涩。此阴盛隔阳，上焦火盛故能食，丹田虚寒故呕吐，用生半夏一钱豁痰，沉香磨三分、黑山栀炒七分，使邪火从小肠而出。人参一钱、干姜一

钱、附子三分，水煎服。

善食则多痰，故用半夏、沉香，使肾纳气以止吐。人参、干姜、附子，温中退寒水。不用白术，恐固滞中焦，寒水无由退，邪火无由下耳。

一人呕吐，时作恶心，又感冒咳嗽，此胃虚无上升之机，而脾不能运化，故肾水泛上，致有此症。

白术不见火，四两　半夏水煮一二次，四两　生姜切片，二两

三味，用水二碗煮至一碗，如此三次，将三碗汁煎成膏，再入白砂糖二两和匀，入口内噙服，服一斤，未全愈，后加角沉香三钱。

呕吐，有用白术者，有不用白术者，当以清水、米谷辨之。清水属肾，不宜用白术；米谷属胃，宜用白术。

一病常呕清痰，忽食后大作，胸膈胀闷不宽，心口作痛，头痛，病在上宜发之，用陈皮、半夏各一钱，紫苏、杏仁各五分，姜三片，热服，即愈。

郁痰郁火，积于胸膈，气不通则心口痛，阳不得降则头痛，紫苏宽胸膈，而散火。

一病呕吐清水，从小腹起出自口者，用半夏五钱，生姜煮熟，去皮心、丁香二钱二味，研末，临发时白滚汤调服，有验。

此肾水泛上，用半夏和胃，丁香温脾温肾，治反胃，奔豚之气。

一妇五十余，时呕吐，恶心，用白豆蔻炒三分、半夏曲一钱、白术一钱，水煎，不拘时服。

一人呕吐，多痰一年，不愈，此中焦气不归肾，四君子加半夏、陈皮、小茴香、破故纸、草豆蔻。

一人腹中不和，饮食不节，时或吐出，或有微热，或恶寒，

此脾胃两经受病。

人参七钱　白术二两　炙草四钱　山药一两　芡实二两　益智五钱　当归一两　杜仲一两　五味五钱

吐，宜四君子汤。微热，微寒，肾不纳气，山药、益智、芡实、杜仲，肾药也。吐则津液少而血虚，故加当归。

一妇左寸脉平，关脉弦涩，尺脉无力不清，右寸微弱，关脉缓大，重按无力不清，尺脉四至无力，常作呕吐，四君、二陈加当归、白芍、白豆仁。

丸药，异功散。

山药　白豆仁　莲子　扁豆　神曲

米糊丸。

一小儿八岁，六月吐蛔已后，大便日间去六七次，见红。此脾胃不足之症。

白术土炒，二两　黑姜二钱　白茯去皮，二两　花椒一钱四分　赤曲炒黑，一两五钱　松花炒，筛，五钱　白芷炒黑，一两　锅焦当锅心的，八两

共为末，每服二钱，和白糖调服。

凡蛔虫，得苦则下，得酸则伏，得甘则动，得辛则死。

又蛔虫，得苦则下，苦楝根味苦，无病服之，蛔亦下行。此腹痛者，往往喜其退虫破积，而不知暗损胃气，以致危亡，悲夫。

一小儿时或作痛，蛔虫即出，用药加减理中汤。

白术二钱　干姜三分　半夏五分　陈皮五分　甘草三分　乌梅一个　赤茯七分　花椒得辛则死之意，五粒　姜　枣

煎，食前服，忌生冷，面食，加人参四五分更效。

又，丸方：

白茯 半夏姜汁，炒 白术土炒 苡仁 山药二两 炙草 砂仁五钱 丁香二钱 莲肉去心，一两

米糊丸，空心，清米汤送下，一钱五分。

一妇小腹气攻起作吐，嗳气，胃中有火，有痰，丁香半夏汤。

半夏二钱 丁香五粒 陈红七分 小茴炒，三分 赤茯 神曲炒，一钱 益智 乌药 藿香五分 煨姜三片

水煎，食前服，忌生冷、面食。

心火居上，肾水居下，水性克火，以脾土居中，制住肾水，故不得凌身，若土虚不能制水，水无所畏，自小腹撑起，上冲于心，来克心火，如豚之奔，而不可遏，故曰奔豚，久而痛甚，心火不得下降。脾土无养，日就尪羸，而不可救。要知侮土之水，本非真水，乃下面一段阴寒凝滞之邪气，冲突上行而然耳。

吐酸，为木克土，胸前不宽，金衰不能平木。

吐酸者，脾胃虚弱，饮食不能宣布，故溢而吐出也。酸为肝味，木乘土位，病呕而吐，食入反出，是无水也，盖肾主入，司闭藏之令。

一人胃口痛，大吐酸水，用人参二钱、白术、半夏各一钱、丁香五分、姜三片，服，渐愈。至来年三月，因劳碌，复大吐，转筋，手指拘挛痛不可当，六脉短涩，此劳极伤筋，吐极伤脾。脾虚脉亦虚，金衰木旺，用黄芪建中汤。

黄芪蜜炙，一钱 人参二钱 白芍 甘草各一钱 肉桂七分 当归五分 姜 枣

煎服，愈。

筋转指挛，肝苦急也。故用参、芪、草之甘以缓肝，亦以甘能补脾也。芍药，泻土中之木，亦以酸能补肝也。肉桂，温

肺平肝。甘草非一钱，不能到手指上，重用保元，令阳生阴长也。

一久病后，吐不纳气，脾胃亏损，难治之症，用人参安胃汤。

人参七分　苍术　白术各七分　白茯苓　半夏各一钱　生甘草三分　陈皮三分　丁香三粒　干姜五分　沉香一分　小茴二分　生姜三片

水煎，食前温服，忌生冷、面食。

白术得半夏，则止呕吐。逆呕系脾气不运，白术补脾，半夏之辛，除湿利滞，邪气退，正气旺，呕逆所自止也。

中湿

雨中湿衣、湿地，受在脾胃二经，大便泄，小便赤，脉微而缓，五苓利小便，去风湿。寸脉俱浮，伤风又伤热，四肢不收，身热无汗，头疼，喘急，身重不行，切勿汗之，汗之谵语，躁扰，目乱无光，小柴胡汤加桂枝。未醒，发汗，为热加知母、葛根，渴加天花粉。误下，小便不利，五苓散。身黄、目黄加茵陈。无黄用术、附。身痛，鼻塞，小建中汤加黄芩。

中湿，浑身强直，四肢倦怠不举，法当疏利小便，切勿轻易汗下。

阴中（附）

红枣九个，去核，每个入巴豆一粒，不去油。火内煅，取出为末服。外用独囊蒜、葱，捣烂，脐上敷①，出臭汗一身，即好。

---

① 敷：原作"传"，据文意改。

痰火

凡痰火症，额上自汗，系阳虚，不可作痰火治，四君子加五味子、半夏。

一人时觉火起，有痰，脉俱缓中带短，肾脉微起有余，中不足也。用白术一钱、当归一钱、白芍一钱、陈皮五分、半夏一钱、苡仁一钱，冬加黄柏二分，夏加黄芩五分、生姜三片。

无火不动痰，无痰不动晕。

一妇头晕耳鸣，背节痛，目花，手战，腿胀，目肿，夜间盗汗，诸病皆是血虚痰饮，腿肿、目肿、夜间盗汗，皆是心火。

白术一钱　茯苓一钱　当归一钱　白芍一钱　生地七分　沙参五分　五味三分　乌药三分　陈皮一钱　木香三分

乌药、木香，行气而除背痛。

一人，久患痰火喘，面生赤斑子，用凉药。

桑椹绞汁，同下项，三五升　白术四两　白茯四两　甘草一两　半夏一两五钱　五味子一两　白茯一两五钱　人参五钱　捣生姜自然汁三两

共熬膏，蜜糖收磁器盛之，常服三匙，口化。

煎方同前，加干姜、生姜。

四君、半夏，补脾燥湿以治痰之。味、芍，敛肺定喘。桑椹之味凉，以泻火。

一妇劳碌，火上攻头目，喉中有痰块，用六君子去参，加白豆仁、栀子、生姜、大枣。

劳碌，用四君。喉中痰块，用陈皮、半夏、白豆仁。火攻头目，故用栀子。

吴安节先生，六脉平和，似无病之脉，但脾脉重按无力不清，脾主思，肝脉洪强极贵之脉，但肝脉有余，脾土不足，所生者受病也。补脾，即所以补金，木自平，火自降，痰自退矣。补肾不若补脾，此谓滋阴降火之法。

人参五分　白术七分　茯苓七分　甘草四分　薏仁一钱　陈皮五分　半夏五分　山楂五分　麦芽五分　姜　枣

楂、芽，助脾化饮食，自不成痰。

丸方

人参一两　白术二两　茯苓二两　甘草五钱　山药二两　莲子二两　桔梗二两　扁豆一两　半夏曲一两　砂仁五钱　当归一两　薏仁二两

老米糊丸。

加半夏，燥脾湿以治痰。加当归，养脾阴以制火。

膏子

白术四两　茯苓四两　甘草一两　人参一两　半夏曲一两　白芍一两　五味五钱　陈皮一两　麦芽二两

一人痰火时发，六脉缓而无力，用六君子，加干姜、五味、芍药、薏仁、生姜。

俞老夫人，有痰火，多疮，身肥，气不足。

百合六两　紫菀六两　生姜一两　三味，熬成膏，蜜收，再用半夏滚水泡七次，姜汁炒焦黄色，一两五钱　茯苓二两　生草一两　陈皮去白，一两　山药一两五钱　薏仁一两五钱

共末，将前膏丸如绿豆大，每服，淡姜汤送下七十丸。

一妇痰火，用温肺汤去细辛，服，效。

喘嗽痰火方

半夏四两　南星二两

二味，滚汤泡九次，将生姜或一斤或斤半，取汁一次，又加水，共捣二次，去渣。汁浸二药，晒干又浸，汁尽为度，炒黄色，研末，入白糖，不时调服，用茯苓补心汤亦宜。

痰证

凡痰来壅盛，六君子汤加干姜，最宜多服。腹痛，加干姜。身胀痛，方加肉桂。

痰之本在肾，黄芪、人参、甘草、天冬、麦冬、生地、熟地、五味、肉苁蓉。

凡用肉苁蓉，必用五味子为使，盖苁蓉补阴，五味补阴中之阳。二味为丸，能使痰从大便去。五味，生津液，信乎治其本也。

痰，着而不出，是无力也；痰黑出于肾中，气寒肾水泛上也。

痰来多，连吐不绝，人参多用，四君加半夏、生姜，陈皮不可用，枳壳还可用。

一妇病四肢忽不举，卧床不起，头不能抬，饮食如常，小儿还可食乳，此痰碍经络，气不升降故也，宜温肾气。

红曲二两　半夏一两

二味，同煮透，捣成饼，焙干，研末，入姜汁一杯，蜜二杯，和匀，时时服之。

痰饮作喘，不宜用白术，恐重滞而气不下降也。姜汁行痰，蜜糖润下。

一妇吐痰带红，延至一月，又兼发微热，不思饮食，诸药无效，后兼腹痛，稠痰臭气难闻，及至危矣，看得脉亦微数无力，用四君子，加陈皮一钱、当归一钱、附子二钱、干姜二钱，二服而愈。后因饮食所伤复发，仍用前药三帖，再用十全大补汤七服而痊。痰之本在肾，不有脾虚，邪从何来？

清阳下陷，阴火上升，则为气逆；浊气凝滞，则为痰厥。所为脾气下溜，乘于肾肝，而成痰厥，气逆之渐也。

脾虚肾水泛滥，故吐痰；气虚不能固血，余波溢于经络之外，故带红；寒凉药多，故腹痛。异功补中，姜附温中退寒水，当归引血归经。

一病痰涎壅盛，汗出不止，此脾虚不能统痰，而肺失所养，切不可作痰医，只以补脾为主。

人参一钱　白术生用，二钱　半夏一钱　生姜煨，如用半夏多，生姜亦多，二钱

水煎。

一妇右胁一块痛，所吐痰血相兼而臭。众医，肺痈治之，病愈甚。视之，意其伤力所致，询之果然，乃用补中益气汤加附子一钱三帖见效，至十五帖，病虽渐愈，而所吐痰血比前尤加，又作肺痈治之，其病甚危。取前药服之不效，乃以保元汤加附子，至十五帖而愈。

一富翁满口痰珠，至舌尖则成大泡来至，绵绵不绝，察其脉详其症，知其大热在胃，大寒在肺，先用人参附子汤一剂，保定肺气，少顷以辰砂六一散，泻其胃火而愈。

寒痰凝结则成珠，满口者，初从肺间来也，至舌尖者，少达口中也。口属脾土，胃火熏灼，故痰沸溢而成泡。

一富者病痰出，盈盆不止，脉豁大而无力，此内伤不足之症，脾虚不能统痰，再用药清肺，益虚其脾，速死之道也，用人参、附子各五钱、干姜、槟榔、荜茇、枳壳，一剂大效，再一

帖痊愈。

中气旺，则煦嘘津液，循行百脉，皆化为血，何痰之有？参、附、荜茇温肺中气，槟榔、枳壳，使败液成痰者，皆从大便而去。

一老人时吐痰涎，恶心，用白术四两、生姜一两、半夏五钱、滚水泡七次、甘草五钱，四味俱切片，先用水三碗，煎至一碗，又用水二碗，煎至八分，又用水一碗半，煎至八分或半碗，去渣，共熬成膏，大便燥加入蜜，大便溏加入白糖，时时调服。伤风有汗，用桂枝五分、白芍一钱、甘草五分、陈皮五分。

一妇多痰，体肥润，用二陈四君子去参加五味子。

山西介公，脾虚生痰，用白术、茯苓、甘草、陈皮、半夏、五味、白芍。

丸药用参苓白术散，加半夏曲、白芍、姜汤，老米糊丸。

夏，燥脾湿；芍，养脾阴。

一人脾虚痰多，用温肺汤去枳壳、五味子，加人参、白术、茯苓、姜，煎服。

丸用八味地黄丸，加人参、杜仲、茴香、枸杞子。

吴汉元因痰多，饮食全忌，虽粥亦不多食，六脉少胃气，左尺脉涩，宜大补脾阴，用异功散，加山药、益智、归、芍、砂仁。

丸用八味丸，加人参、杜仲、枸杞、茴香。

异功、归、芍、山药，养脾阴也；益智，入脾，入肾，纳气，而痰不生。

一妇久患血崩，今咳嗽吐痰，常满碗，十月未效，夜间发热，自汗。补血化痰，无法可治。曰：痰之本在肾。今夜间发热吐痰，乃肾虚之症。其病一年半，身瘦，诸药不愈，此肾之脾胃虚。

熟地一钱　山药五分　茯苓七分　肉桂五分　小茴五分　五味五分　益智五分　杜仲姜汁炒，五分

神效，三帖，愈。

丸方

山萸肉一两五钱　丹皮一两五钱　泽泻一两五钱　茯苓一两五钱山药一两五钱　熟地三两　附子七钱　肉桂五钱

恐后复发，小青龙正方，用之。

肾之阳气不能涵乎阴水，故水泛为痰为汗，卫气夜行于阴，阴虚不能胜阳，故发热，此肾之阴阳皆虚也。用药阴阳皆补，而肉桂、五味，又可温肺下行而除嗽。

痰病，用南星、半夏各半斤，滚水泡七次，焙干，为末，以姜汁调作饼，晒干，复为末，大甘草四两为末，用竹沥调成饼，晒干，竹沥不拘多少，润三五次，竹沥完，晒干为末。

白糖调服，多服效，捣饼晒干为末，米糊丸，用沉香为衣，而痊。

痰攻双臂

半夏一钱　苍术　南星　陈皮　茯苓各五钱　白术　香附各五分　姜

煎服。

痰涌难言，用山楂根、青木香，磨水服。

痰核

一女人素忧郁，身体虽肥，而四肢无力，浑身胀痛，颈上

有痰核起，此思则气结，津液生痰，而不生血故耳。

半夏一钱　当归一钱　白术一钱　羌活五分　肉桂三分　姜三片

热服。

夏、术，治痰；归、桂，治血；羌活，通关节，而除胀痛。

一妇颈上有痰核起，红肿遍身，发热甚，火郁宜发之，用前胡、桔梗、防风、羌活、半夏、人参，二剂，愈。

火持津液，而成痰核。前胡、桔梗、防风、羌活，发郁火；半夏去痰核；用人参，不使风药耗气。

王猴山太史耳边痰核，咯血，用前胡、桔梗、干葛、半夏、甘草、茯苓、人参、当归、赤芍、生地、苏梗。

水少则火动，血少则热生，久病血虚，此药使阳生阴长，五味化痰者，助其生发之气，气行血自行，前方服十帖，梦关圣授以神方。

泔芪一钱五分　人参一钱　当归一钱五分　生姜一钱

四味，加前胡五分、赤芍一钱、连翘一钱、甘草五分、羌活五分、防风四分、枳壳五分。

服数帖，又梦前四味，加蒲黄、益智仁。

痰核酒药方

都管草根三四斤　兔耳一枝箭一斤　威灵仙二两　紫花地丁草一斤　白果　南星各一斤

头酒一坛，加火酒二三斤，煮熟退火，七日饮。

丸药

硼砂五钱　沉香五钱　钟乳粉一两　陈皮一两　白茯苓一两白术一两　熟石膏四两　鹅管石一两　苏叶四两　薄荷叶四两　贝母五钱　百草霜五钱　甘草少许

泻，加诃子；嗽，加款冬花；痰，加乌梅。为末，同白糖蒸熟，丸如弹子大，不拘时，口含化，不吞。此方，服丸药十数日，再服酒药，其病尽愈，如服酒药后，方服丸药，核必尽消。

瘰疬煎方

泽兰叶　甘草节　防风　木香　当归　白芍　玄参　白芷　射干　桔梗　海藻　陈皮　青皮　防己　昆布

除海藻、泽兰叶，加天花粉、薄荷、山豆根、鳖甲，热盛加三黄；痛加乳香、没药。

颈沥元者为沥，长者为马力[①]。

梅核气

茯苓　厚朴　苏梗　半夏　陈皮　青皮　枳实　砂仁　南星　神曲　白豆仁　槟榔　益智各五分

每服，姜五片临卧服。

一妇颈胀肿，一年不愈，系痰闭，急吐而愈，半夏末，生姜汁，调服。

在上者，引而越之。

一儿颈有痰核，用半夏、白豆仁，亦辛散之意。

胸痛

背为阳，胸为阴。背痛胀，系阴中之阳虚，宜补，用参、芪、甘草、桂、附之类。胸痛胀而连背者，系阳中之阴虚，宜补，用当归、川芎、紫苏之类。心口痛入背者，川芎加乌药、栀子、沉香，以降之。

---

① 马力：《内经》中称"马刀"。

三阳、督脉皆在背，三阴经至胸而还，任脉亦行于胸。

胃口作痛，手不可近者，实也，用石膏不拘多少，火煅红醋淬，研末，热汤调服二三匙，手按稍愈者虚也，干姜、肉桂之类温之。

凡胸胀痛者，皆阳气不达于胸，阴气填塞故也。盖阳则轻松，阴则凝滞耳。

死血，痛者。

五灵脂一钱　乌药四分　蒲黄一钱　乳香一钱　没药一钱

共末，温酒调服。

胃脘痛，时呕清水，吐过即痛止，名虫痛，用隔年葱汁一杯，香油一杯，和匀服，虫即化为水。

食积痛，不喜食，多呕，用酒曲，湿纸炮煨，每服三钱，食从大便出。

火痛，痛如刀刺，手不可按，四物汤加沉香、栀子。

寒痛，胸前如冰冷，喜热手熨，用良姜一钱、乌药三钱水煎服，或为末，烧酒调服，或归芎汤内加干姜、肉桂，虚加人参，胀加紫苏。

死血，痛而胀，胀而痛，无休息。

五灵脂二钱　蒲黄一钱　乳香　没药各一钱　玄胡一钱

胃脘痛

桔梗三钱　甘草三钱　川芎一钱

水煎，调五灵脂、雄黄各五钱效。

男、妇胃脘痛不可忍，玄胡、乳香、没药各二钱，为末，酒调服下。

妇人胃脘痛，火郁宜发之。

紫苏三钱　玄胡二钱　栀子三钱　沉香一钱　甘草一钱

为末，酒调下。

一妇郁病，胃口痛，越鞠丸去苍术，宜效，后以八珍汤加木香、沉香，随意加减。

胃脘作痛不已。

乌药五钱　人参二钱　炙草二钱

共末，用生姜调服，其姜，先以微盐搽上，候水出，即用，调药末，连姜服之，累试累效，妙方也。

胃口痛引背，早微热，午作痛，右关尺微弱，血中气滞。

人参五分　肉桂五分　当归一钱　乌药一分　香附五分　陈皮五分　苏叶三分

食远温服。

右边近心口作痛，少时，曾有人当背一拳，此血凝气滞。

乳香　没药炙，去油，各二钱　五灵脂半生半熟，五钱　蒲黄半生半熟，五钱　当归一两　肉桂三钱

如遇痛时，淡白酒，调服二钱。

妇人胃口痛将愈，服此，调经理脾。

人参七分　炙草五分　当归一钱　白芍一钱　川芎三分　玄胡五分　香附五分

调理药方不一，大要血得温则行，干姜、肉桂、当归等药，温中行血活血，间有炒黑山栀降火，磨服沉香纳气归原，俟血足经行。

作痛者，气滞也，用香附、玄胡一二帖，中间或有死血痛，虫痛，食积痛者，不过见症，医调理脾胃方，俱无能外。

一人尝患胃脘痛，一日寒冻天气，痛甚呕吐蛔虫至三四日，不知数日，出于无奈，用药不效，因昼胃脘痛属火，药中性缓，

诊得两手脉俱无力，用理中汤加花椒、乌梅，不效，但药力未至，脾胃未醒，后本方重加附子三钱三剂，愈，再不复发。医者不必嫌热药，但看病形虚实寒热之不同，久病非脾胃不能耳。胃寒，故吐蛔，寒气积胃脘，故痛。

理中汤

人参　干姜　甘草　附子

一妇年五十六岁，胃口痛如刀割，或呕吐，脉弦数，此火土交攻，胃脘火郁痰积，用白术一钱五分、神曲五分、陈皮三分、黄连三厘，二帖后，用当归五钱、川芎二钱、肉桂二分、连服二帖。再用白术一钱、茯苓六分、甘草四分、陈皮五分、栀子五分、玄胡五分。

痰系火郁，呕吐脾虚，火郁胃口，重用归、芎血药以制之，且可以开胸膈，而除痛，桂行血而疗心痛，血得寒则凝，得暖则行，归芎加桂，愈滋润，愈流通，血行火自灭，此先生治火之心法也。

一病者胃口痛，此火郁而血凝，正气虚故也。

五灵脂　蒲黄　乳香　没药

四味，服之遂愈。

一女人无子，心思郁结之极，患心疼，饮食减少，大便结燥等症，用归脾汤。

人参　黄芪　甘草　白术　枣仁　当归　陈皮各五分　木香三分　远志三分　龙眼三个　姜　枣

一妇人胃脘痛不已，每痛冷气冲上，疑是火郁于胃口。

干姜五分　肉桂五分　当归一钱半　吴茱萸五厘　炒黑山栀五分或七分　沉香磨，三分或五分

下焦阴盛，格拒阳气，不得上达，故火聚于胃脘内。

一妇人素胃口痛，忽遇风寒，又吃冷粥数口，遂上吐下泻，痛而晕死者数次，连左胁下，胀痛难忍，自分以为必死。诊之，六脉俱浮沉不得，按至中虚弱无力，此中气虚寒阳气欲脱，急进炒黑干姜三钱、人参二钱、炙甘草一钱、肉桂一钱、吴萸三分，煎服，一时气喘，少顷气定，服二煎痛渐止，仍用前药一帖，阳气虽回，而痛未全止，用人参一钱、半夏一钱半、乳香一钱、炙草五分、玄胡一钱五分、桂心一钱，服下痛全止，是夜食药糕一块，胀痛如前，用前止痛药，不效，仍用理中汤，加肉桂、吴萸，连进二帖，左胁胀痛未尽除，前药吞左金丸十五丸，左止后，以六君子汤调理加干姜，脾胃将健，一日食鸡一只，复饮食减少，荤菜不食，脐以上连背俱是寒气，此是中气被食气所伤、阳气不伸故也，复用肉桂一钱、人参二钱、干姜二钱、白术一钱五分、炙草一钱，连进三帖，寒气尽退，饮食如故，六君子加干姜，调理而愈。愈后，腹中觉寒，再用干姜一钱、肉桂一钱五分、吴萸淡盐炒过，五分，三味，共服，每服五分，淡酒调服，调理令不复发，用神曲四两，炒、草豆蔻一两连壳，一两面包，煨，勿令焦，去面壳、炙草一两，共末，丸绿豆大，米汤下五十丸。

胃痛原寒，故得寒而发，上吐下泻者，冷粥、风寒之气客于胃中也，痛而晕死者，阳气不行也，温中补中，所以回阳也。气喘者，阳旺尚未降也，气定者阳气回也。

参、草补中，夏和胃气，桂温中，乳、玄行气血而止痛，理中汤合和中散，木香行滞。

草豆蔻，去胃脘之寒，炙草以缓之，神曲开胃下气。

一妇尝胃口疼，作晕。

当归一钱　川芎一钱　白芍一钱　沉香磨，如无乌药代之，二分　栀子炒黑，五分水煎，食远服。

疼而晕属火，故重用血药，血行火自灭，沉香、栀子，降火下行。

一人心口作胀，且痛。

当归五分　川芎五分　苏梗五分

水煎服。

一妇年四十余岁，有孕，因恼怒忧郁，遂吐黑血水数碗，胃脘痛如刀割，且多痰涎，饮食至痛处，隔住不下，或吐活血，或吐苋菜水样，又或胃脘，时开时闭。此怒则气逆，忧则气结，痰凝血积于胸，故有此症，宜活血开郁顺气，治之不得法，必成血隔等症。

当归一钱　川芎七分　栀子炒黑，五分　乌药三分　沉香磨，一分

水煎，不拘时服。

归、芎行血活血，栀子降郁火，沉香行滞。

一人胃脘寒痛引背心，先一点，后渐开，满背皆寒。

神曲三两　草蔻炒，一两　良姜五钱

三味共末，再用神曲打糊，丸梧子大，午前白滚汤，四五十丸，如虚，参汤下。

草蔻、良姜散胃脘寒痛，神曲开胃下气，不使寒气滞胃脘也。连用此方，必有所授。

一人胃口素痛，泥于通则不痛、痛则不通之说，用药通利之，泄泻，肺气下陷，脉来聚散无常，不治之症。

人参　白术　甘草　五味　莲子

聚散无常，元气无根矣。

参、术、草补脾，味、莲敛肺。

一妇胃口作痛，前因吃绿豆起，用酒曲五钱泡汤，服之即止

痛，但腹作胀，饮食不能进，背冷，诊之脾胃脉带浮，意其有孕，省之果然，用：

紫苏七分　陈皮五分　白术五分　条芩五分　当归一钱　枳壳五分　生姜三片

吃绿豆而痛，食气滞也，酒曲消食。

一人素忧郁，手足指作痛，麻木筋抽，心口作痛，直下至小腹，系湿痰死血。

当归二钱　肉桂六分　吴萸一钱　半夏一钱　姜三片

归、桂活血，半夏去痰，吴萸平肝木，而抒筋抽。

一人胸前痛一块，系痰郁火郁，用半夏一两、生姜一两，取汁浸半夏，以干为度，次以真麻油炒，起极香收起，不时吃一、二个，效。

一人胃脘痛，饮食难进，脉俱洪大，左寸短涩，用白术、茯苓、陈皮、莲子、苏梗、杏仁各五分、甘草三分、苡仁一钱、当归一钱半、乌药三分，二服加人参，饮食难进，脾虚，故用异功、莲、苡；脉洪大左寸短涩，血不足，故重用归；胃痛，故用苏梗、杏仁、乌药。

一人吐血，胃脘痛连两胁，痛不可忍。

当归二钱　川芎二钱　白芍一钱　沉香末五分　丹皮五分　山栀炒黑，五分

芎、归、芍、丹皮止血，沉香、栀子降火止痛，此火聚胃脘，迫血妄行，故行血开胸，山栀、沉香以降火。

一人善饮胃脘痛，呕吐，饮食不贪，用六君子。

苏梗　杏仁　苡仁　莲子　乌药　当归

呕吐，饮食不贪，故用六君、莲、苡，余药，去胃脘之痛。

一人胸前胀痛，用补中益气加乌药、沉香。

一妇腹痛，胃脘痛七日，用紫苏、香附、陈皮、乌药，为末，酒调服，煎，亦可。

一妇胃脘痛，头眩。

当归　川芎　白芍　陈皮　香附　乌药

一妇心口痛，胸膈饱闷，恶心不饮食，腰痛，此病作湿热治。

陈皮七分　半夏一钱　茯苓一钱　甘草三分　当归一钱　川芎五分　白芍七分　杜仲姜汁炒，七分　小茴五分　姜三片

湿属痰，热属火，二陈去痰，四物养血制火。

一人中脘尝痛泄泻，泻则不痛，痛则不泻，予思此酒食伤脾，重用扁豆之功，用参苓白术散、扁豆三两。痛而泻、泻而痛减者，食积也。

一妇胸膈饱闷，心口痛，脾泄，六脉俱无力。

人参　白术　茯苓　甘草　山药　益智　玄胡索

泻，则脾虚不运，故浊气在上，为饱闷，为心痛。四君、山药、益智，补脾止泻；玄胡，降浊去痛。

一人胃脘痛，吐清水，不间三日，常用螺蛳壳，烧灰，汤酒下，立止。用心力时即痛，畏走路，不能尽止，或发牙疼，喉痛，前病稍减。

黑山栀五钱　蒲黄三钱　五灵脂久炼，醋浸，晒干，为末　乳香没药去油，二钱

共末，酒调一钱五分。

煎方

陈皮七分　贝母一钱　茯苓一钱　生甘草五分　紫苏汤炒　香附研末，五分　乌药五分　生姜三片

螺蛳壳可止痛，牙喉痛，痛即减，火可知也。

一人时或胸膈暂痛，自汗微热，脉短微数，煎用补中益气汤，加草蔻、青皮，丸用八珍、山药、杜仲、益智，蜜丸，空心，滚水或酒下，汗宜四君，热宜四物。自汗微热，脾肺虚宜补中，草蔻、青皮开胸膈止痛。

一男子四十五岁，心口作痛，吐清水痰涎。

人参五钱　白术炒，一两　炙草三钱　草蔻煨，一两　半夏五钱
良姜炒　山栀酒炒黑

为末，每一钱，滚汤下。

一人六脉缓大，重按无力不清，胃脘常作痛，脚乏力，喉中有痰，腰痛，常用调理方。

人参五分　白术土炒，七分　茯苓七分　炙甘草五分　当归七分
川芎六分　杜仲姜汁炒，一钱　牛膝五分　苡仁一钱　益智三分
姜　枣

一妇胸前痛，不思饮食，夜发潮热，脉短而微数不盛。

人参七分　黄芪一钱　甘草五分　当归一钱　白芍七分　升麻四分　柴胡四分　黄连五分　吴萸六分

酒炒，为末，每用一钱，白豆仁炒末，一分、神曲炒，五分、姜、枣。

遍身疼痛，不必治，血足自愈，合用阳生阴长之法，愈后用丸方。

人参一两　白术土炒，二两　茯苓二两　炙草一两　山药炒，一两五钱　莲子去心，一两五钱　苡仁炒，二两　益智三钱　白豆仁二钱
吴萸盐水微煮，去苦水，炒干，一钱

米糊丸，绿豆大，午前米汤下七十丸。

治虫咬心痛，遍身疼。

乌梅七个　黄连七钱　细辛五钱　花椒去子，五钱　川乌五钱

黄柏五钱

虚加人参五钱炼蜜丸。

飞丝入胸痛甚，汤水咽不下者，神效，用雄黄研细末，竹叶煎汤，下愈。

心腹痛方

五灵脂　蒲黄等份

为细末，每二钱，黄醋熬成胶，用水煎服。

又方

玄胡索　五灵脂　草果　没药等份

细末，酒调服二钱。

凡诸痛，不可用白术、黄芪；虚痛，人参无碍，必不得已而用，必须斟酌。盖诸痛，不宜补气故也。惟吐泻，白术必用之。

东垣云：诸痛不宜服参、芪。此亦指其暴病气实者而言，若久病气虚者，何尝拘于此也。

热气乘心作痛。

石膏二钱　石菖蒲一两　前胡三钱　赤茯三钱　蜜一盏　生地汁一盏

合捣成膏，丸如弹子大，每服紫苏汤下，食后调服。

一人病脾虚生痰，胸前不宽，心口作痛，用六君子健脾燥痰，益智、小茴引气下达，山药补脾阴，不使益智助上焦之火，犹恐诸药力薄，痰气坚凝，未必下行，复用远志、菖蒲，开豁胸膈，散动痰气，使诸药得以成功也。

一妇人六十有余，素无病，性急，偶胸前痛，手不可按，痛急四肢筋抽不可伸，六脉弦涩。此因多怒，肝气上逆，脾主四肢，筋抽肝气克脾土，六脉弦涩，筋无养血故也，用温肺养气汤。

当归一钱　人参　良姜　紫苏　甘草各五分　细辛　沉香各
二分　乌药三分　莲萸三分　姜三片

此药，遇病发可服二剂。痛止去紫苏、细辛，加人参五分。

一人病头颈硬，两肩、两手、两膝俱作痛，胸前痛，不要
吃，口渴，用羌活胜湿汤。

苍术米泔浸过　白术　半夏　白芍　赤茯各一钱　防风　甘草
五分　肉桂二分　泽泻　羌活七分　五味子十一粒

加人参少五分，多一钱更效、姜、枣。

一人胃口痛，大吐酸水，用人参二钱、半夏一钱、丁香五分、
生姜三片服，渐愈，至来年三月，因劳复大吐，遂至筋转，手指
挛蹉，痛不可当，六脉短涩，此劳极伤筋，吐极伤脾，脾虚肺
亦虚，金旺木旺，用黄芪建中汤。

蜜芪　白芍一钱　甘草一钱　人参二分　肉桂七分　当归五分
姜　枣

一服愈。筋转指挛，肝苦急，宜甘以缓之，故用芪、草以
缓肝，亦以甘能补脾也。芍药，泻土中之木，亦以甘能补脾也。
肉桂，温肺平肝，甘草非一钱不能到指上，重用保元，令阳生
阴长也。

一人胸前作痛，每痛吐酸水方止，平素饮酒数杯，今不喜
饮，六脉洪滑，此木郁而不达，用散郁健脾汤。

陈皮　赤茯一钱　半夏一钱二分　甘草　萸莲三分　神曲七分
紫苏五分　乌药五分　良姜五分　干姜二分　煨姜三片　苏叶

利湿痰。

又，乌药顺气散

乌药末五钱　沉香二钱半　人参一钱二分　甘草六分

共为末，每日生姜切一片，以食盐擦，候水出，蘸药末，

约四五分，连姜细嚼，白汤过口。

一妇偶因惊心气痛，有孕三四月，发疟，心脉独大，出鱼际，用柴胡安胎药饮。

人参一钱, 疟止五分　白术七分　砂仁　柴胡　远志　当归五分　陈皮　白芍一钱　炙草二分　生草三分　煨姜一钱半

恶心食不下，加竹茹五分；腰痛，加杜仲盐水炒, 一钱。

一妇心口痛，满口碎，作泻，调气利湿汤。

苏梗　良姜各三分　半夏　桂芍　泽泻　人参各一钱　干葛　猪苓　赤茯　白术各五分　干姜　木香各二分　五味十一粒　生姜三片

一人心口痛，作胀，用陈香通气汤。

陈皮　乌药　紫苏各五分　半夏一钱　茯苓　良姜各七分　甘草　沉香　干姜　肉桂各一分　生姜三片

一妇素多忧郁，心口痛，腹中痛，右三脉洪滑，左三脉弦而涩，经水时过不及，此脾虚血不统故也，用调气养血汤。

陈皮五分　甘草五分　紫苏五分　半夏一钱　赤茯一钱　人参一钱　桂芍一钱　当归一钱　木香一分　砂仁三分　香附醋炒, 七分　煨姜　大枣

经行作痛，加炒玄胡索五分、黑姜二分；胃口痛，去木香，加沉香磨, 二分；腹中痛，加黑姜四分；经行后，如腰痛，加杜仲盐水炒, 二钱；小腹痛，加小茴香炒, 三分。凡所加三帖止，多不过五帖，余俱照前方，服参苓养血丸。

人参五钱　白术用苍术五钱, 煎汤炒　当归酒浸　白茯苓　砂仁炒　桂芍　半夏姜汁炒　山药炒　薏仁炒, 各二两　炙草　木香一两

共末，用紫苏一两调神曲糊，蒸熟为丸如梧子大，再加沉香

五钱为衣，晒干，不可见火，空心，百沸汤下二钱，渐加至三钱止。

胁痛

凡左胁痛，为肝气有余，宜小柴胡加四物。右胁痛，血中之气病，宜归芎芍药汤内加乌药、青皮、肉桂、陈皮调之。饮食劳役而致两胁痛者，左补中加芍药，右加青皮，余以意加减而已，左宜破血，右宜破气，两胁下痛，两穿胁，系血气有火，用药止痛，必用肉桂，有行有补，此河间之法。

左属肝血，痛为肝气有余，有余便是火，火郁则血凝，故以柴胡泻肝气，四物和肝血。

右属气，痛为气滞，气滞则血亦凝，故以乌药、青皮、陈皮调气，归、芎、芍药、肉桂和血。肉桂，血中气药也。

或饮冷水而致胁下痛者，用干姜、肉桂，但温而不散，用补中益气加附子，其痛即止。不散则寒无由出，升、柴、附子，从表而散者也。

一妇右胁痛引背，口干舌燥，发热，上身热，腰以下冷，右手关尺不起，此血虚气无所附，惟用温药，行动其血，使气有所归，水升火降，用干姜五分、肉桂五分、当归一钱五分、吴茱萸五厘，盐水炒，煎服，调理五日后，上身不热，下身暖至膝，饮食能进，阴气回后，调理脾胃为主。

养血次之何也，胃气一转，诸病皆退。

人参七分　白术生用，五分　当归七分　陈皮四分　肉桂五分
干姜五分　炙草三分　茯苓七分　神曲六分

口干舌燥，发热血虚也，故气无所附，滞于上而不下，为

背胁痛，上热下寒，和中敛火下达，重用归以补血。归、桂同用，则周身血脉流通无滞，滋润之气一行，炎焰之势自下，是谓水升火降。神曲理脾，姜、桂回阳下达，当归养血。

凡内伤胁痛不止者，生香油一杯，生蜜糖一杯，和匀，服一二次，即愈。

一人患伤风，发热无时，右乳、左胁痛，先用五积，腹微痛，又一日大便五七次，小便自利，人见身热如火，自不知热，用柴苓汤至十二日，不效，兼咳嗽，用补中，二服，便愈。

大便多小便利，中气虚寒，自不知热，是假热也，属阳虚。

一人大便五六日一解，卒然胁下痛不可忍，用蜜糖一杯，新香油一杯，和匀服，效。

香油，性寒而退火，蜜能润下。

一妇善怒，好食辛辣，两目昏暗，大便结燥，且胁下痛，脉洪大，此肝旺而脾失运化也。用白术煮烂，捣成饼晒干，四两、生黄连五钱、留白陈皮五钱。

共末，苏梗煎汤，调米糊丸，每服三十丸，渐加至九十丸止，午后服。

肝火旺，则五脏精华昏暗，故脾约结，津液不能宣布而便燥。风木入阳明，是妻行夫道，故化燥火而便结燥，白术补脾，黄连泻肝之子，苏梗宽大肠。

一人因房事不遂意，左胁作痛，如刀剪在中脘，痛则急死，日日如此，痛已四年。诸医不效，遇一医，开郁行气调气，大便结燥，作血虚治之。

郁金磨，三钱　当归五钱　白檀二钱　木香二钱　川芎三钱　生地五钱　黑栀子五钱　贝母五钱　陈皮五钱　香附五钱　黑干姜三钱　甘草二钱　黑芝麻半合酒煮，常服，酒完病止。

郁金下气，驱血气作痛，治郁遏殊效，凉心经；檀香调诸气，去心腹病；木香散肺上膈滞气，破中下焦结气，去九种心疼；川芎去胁痛，腹痛，痰积；栀子解郁热，行结气；贝母散胸中逆气，多愁郁，效；陈皮消痰行滞；香附快气，开郁；芝麻利血脉，滑肠胃，闭结通；归、芎、地，养血郁；檀、木香、陈皮、香附，调气；栀子去火，贝母去痰，芝麻润下。

右胁痛胀　姜黄　枳壳　桂心各五分　炙草二钱

细末，姜枣汤下。

左胁痛　枳实　川芎各三分　炙草二钱

酒，调下。

男子两胁痛　枳实　川芎　白芍　人参各五分

研细末，每服二钱，姜枣汤下。

一病左胁痛后传之右，此气病传于脏也，肝有七叶，左三右四，其治在左，其脏在右，痛传于右，邪入于脏矣，果死。肝之脏在两胁，肝之治在下焦，肾肝居下，阴中之阳也。

一病两胁痛，痰多，六脉弦而微缓，时及秋令，弦为肺气不足，缓为脾湿太过，温肺除湿汤。

半夏　白芍各一钱　肉桂　干姜　五味　苍术各三分　细辛二分　赤茯七分　甘草五分　生姜三片

肠风

肠风数症，泄泻而血，血出于脾，厚朴丸。

心火乘脾，血出于心，归脾汤。

怒气伤肝，血出于肝，乃为真肠风，地榆、槐花对症之药。

酒湿热，香连丸加减。

内伤、劳役，补中益气汤加地榆。

先有脏毒，后转咳嗽，此由肺及脏，肺与大肠相为表里也。

一人患粪后红，大多从小肠薄，血移大肠而来。

厚朴四两、生姜四两，同捣，炒焦黄色，白术、麦芽、神曲各一两，同研为末，米糊丸，空心，米汤服百丸，此方名厚朴丸，五痔，下血不止，此法医，永不再发。

一人患肠风，血大下不止，头昏晕倒地，三四年不效，皆曰此病不可治，左手脉沉细，右脉豁大，此因内伤寒凉太过，血不归络。病者言：热物不敢食，虽生姜服之，火炎于面难当。予曰：宜补中益气十帖，再用荆芥穗四两、川乌一两，醋面糊为丸，空心，滚水服，神效。

血者气之精华也，血脱则气虚，血虚气无所附，故昏晕倒地，川乌固中，荆芥穗挽下陷之气。

一妇年四十八岁，八月患痢，所服皆清凉解毒克伐等药，以致脾胃虚弱，血无所统，月下数碗，或住一日、二日，遇有所触，即血下不止，至十月，肌肤消瘦，将欲补血而脾胃愈寒，将欲引血归经而血枯殆尽，只温养中气，后以益气汤加减，阳生阴长之义，先用理中汤。

人参　白术生用　炙草等份　干姜炒黑，一钱

服一二帖后，以补中益气汤，加防风三分、干姜一钱，午饭前服。

温暖中气，血自归经，补中益气，地气上为云也，有升必有降，天气自下而为雨，防风助阳上升，干姜固中。

一人肠风，荆芥穗一钱五分、川乌三分。

一人心思过度，又多劳碌，患内伤症，以外感治之，肠血

大作，胸膈不宽，心似痛，包络血少，不能养肺，无火炼，脉寡，用补中益气汤加沙参。

金无火克，则坚硬而不活动，故胸膈不宽，包络血少，不能润泽，故气涩滞而心似痛，补中升阳到肺，胸可宽，肠红可止，沙参补阴疗心疼。

丸药用八珍俱一两，参、芎各七钱，加地榆一两、槐花五钱、干姜炒黑，四钱。

一人泄泻，肠风，参苓白术散，加黄连、木香，姜汤调服。

一妇常有肠血，胸前不宽，大便结燥数日红即至，经前亦至，以致经行减少，脉短数。

煎方

人参六分　白术生，七分　茯苓七分　甘草五分　山药一钱　莲肉五个　百合一钱　五味子五粒　黑锅焦一钱

胸前不宽，脾气不能上达也，便燥红至，脾阴不足，津液不润大肠，故阳明化燥火迫妄行也。经前亦至，脾不统血也。经行减少，气不能生血也，故单补脾。

一人病大便失血盈盆，血来即晕，此饮食劳役所伤，血脱宜补气。

人参一钱　黄芪一钱　甘草七分　干姜一钱

腹痛加白术，水煎服，后用补中益气汤。

参、草、干姜，固中止泻，得芪则引之上焦，而定晕。

一小儿患大便后下红，用白术、干姜、白芍、乌梅，水煎服。

一人肠风泄泻。

马黑豆小的　籼米　元米　陈仓米　粟米　锅焦

炒为末，白糖调服。

肠风方

杜仲_{姜汁炒，一钱}　醋芪　人参　赤茯_{一钱}　甘草　白术_生　陈皮　神曲　干葛_{五分}　厚朴_{姜汁炒黑，三分}　黑姜　砂仁_{炒研，二分}　生姜_{三片}　枣肉_{一枚}

水煎，空心服，忌生冷、面食、煎炒鸭子。

肠气下血

白芷　乌梅

二味，煎服可愈，久患肠风，十全大补汤。

炒厚朴可止泻红者，脾胃本无血，脉气虚，肠薄，荣卫渗入，故便血。

一人肠风大作。

黄芪_{醋炒}　赤茯_{一钱}　人参_{一钱}　厚朴_{姜汁炒黑，三分}　神曲_{炒，五钱}　砂仁_{炒研，二分}　麦芽_{三分}　荆芥_{醋炒焦，七分}　煨姜_{三片}

水煎，空心服。

一人肠风，用补中益气汤，加荆芥穗、地榆、乌梅、枳壳，不终剂，而愈。

地榆汤，治阴结下血，渐渐至多，腹痛不已。

地榆_{四两}　砂仁_{炒，七枚}　甘草_{半生半熟，三两}

为末，每服五钱，煎，温服。

咳嗽

一人身肥善食，久嗽二年，胸中饱闷，怕热，大便结，去之难了，小便短，诸药不愈。予看得，清气下陷，浊气不降，用补中加附子，七十帖愈。

凡咳嗽气喘，皆因中气不足，虚火上攻故也。饱闷怕热，浊气不降；大便结，小便短，清阳下陷。用补中加附，大补中气而升之。

一人患久痔，后泄泻，或吐红，咳嗽连声不绝，又发潮热，不思饮食，诸药不效，诊得脉数无力，用保元汤五帖有效，仍前咳嗽，后用补中益气加附子一钱服至十帖，大效。

泄泻、吐红、咳嗽、潮热、不思饮食，脾肺两虚。

一人患咳嗽，喉咙紧急，渐吐红，又兼肠风下血，诸药不愈，半年不效，予看得，久病伤脾，用白术三钱、陈皮一钱、炙草一钱、煨姜二钱，服至五帖病减半，用补中益气汤十帖，再八珍汤加陈皮、半夏而痊。真知其诸病，皆起于脾胃。

脾伤润泽之气，不升于肺，肺气不降而成假火，故咳嗽喉紧。脾不统血，故吐血肠风，先重用白术、甘草补脾，陈皮理气，煨姜散火，次升提之，次调和气、血、痰，用药次第，甚可玩味。

一人久嗽三年，身微热，诸医无效，用补中益气汤加附子七帖，永不再发。

久嗽身热，虚阳不降，补中加附，补阳气逐邪热。

一人十月患痢，半月将愈，后发喘嗽声哑，口臭，头汗如水，声音不出，作火证治之，至春不愈。诊其脉大而缓且无力，乃久病无阳，脾虚不统。

人参三钱　白术二钱　白茯苓二钱　甘草一钱　干姜一钱　肉桂一钱　半夏一钱五分　五味子五分　芍药一钱　生姜一钱

三帖，痊愈。

痢后脾虚，声音哑不出，头汗，皆肺虚也，肺虚则降下之令不行。湿热，郁于上焦而为喘嗽，为口臭，大补脾气则清阳升，温肺则浊阴降，重用生姜，升清阳而散上焦假火也。

一病内伤，久而不愈，潮热，微汗，咳嗽，不思饮食，用补中益气汤，加干姜、五味，其病自愈，不必理痰治嗽，正气足，何痰之有？补中加干姜、五味，治嗽。

一妇恼怒后，身热咳嗽，吐红痰，臭气难闻，胸膈饱满，背胀，此肺郁宜发之，用紫苏、干葛、桔梗、前胡、枳壳、半夏、杏仁、五味、白芍、甘草、苡仁，姜水煎一服而愈，开发肺气，肝火自平。

一人年二十岁，三年前，患伤风症，药用清痰降火，伤风愈，而咳嗽终不瘥。七月诊其脉，六脉浮而无数，用补脾温肺药将愈，发为疟疾，皆作疟疾治，寒退午后热不除，又以虚损治之，不愈。复请予治，脉虽数犹缓，仍前补脾温肺，将三十余剂，午后热不除，用补中益气五帖，大汗出，脉缓而热退。

人参一钱　甘草一钱　黄芪酒炒，一钱　白术五分　当归五分　干姜三分　升麻四分　柴胡四分

咳嗽，加五味子九粒、白芍五分。调理用人参一钱、桂芍七分、茯苓七分、半夏七分、干姜三分、山药七分、益智三分、生姜三片，伤风间用温肺汤一二帖。

病将愈，调理至十二月，但脉虽缓，稍劳碌即加数，十二月十六日作亲，至正月十五，午后身潮热，又用前方汗而愈。时下，饮食不减，大便如常，咳嗽终不除，时或加盛，稍劳碌即微热。

人参一钱　山药一钱　茯苓一钱　淮地一钱

每两用生姜同捣炒，七钱　五味子打碎，三分　益智三分　芡实八分　百合一钱

丸药

山药二两　五味子五钱　人参一两　杜仲姜制，一两　枸杞子

三两　芡实二两

蜜丸，如泻用米糊丸。

一人嗽半年，诸医不效，不思饮食，或泻或闭，自汗潮热，胸中胀闷。予视之，此饮食不节劳役所伤，用温肺汤去枳壳，加茯苓、人参，姜水煎热服，五帖而愈，用参苓白术散而安。或泄或闭，脾虚；自汗潮热、胀闷，肺虚。温肺汤去枳壳加参、苓，加减有法，故愈。

一人嗽吐红，人参、天花粉，蜜水调服而愈。

一人久嗽，身热自汗，吐痰，恶寒。麦芽，糖萝卜，切细片置碗中，一层糖一层萝卜至三层，来日化水，温服而愈。

一女人伤风咳嗽一月，昼夜不息，诸药不愈，浊痰臭不可闻，背腹痛甚，发热，不思饮食，胸中饱闷，脉缓大而无力，俱作痰火治之，又不效。月余，自汗如水，至面而还，手足厥冷，体瘦难以动摇，痰加甚，腹痛无奈。予视之，知其中气不足，又被寒凉药所伤，脉大无力，此脾虚不统故也，用理中汤。

半夏、肉桂、附子、芍药清肺，六味地黄加紫河车补肾，遂致肌肤消瘦。又一医，以河车、天冬、麦冬熬膏，日饮三五杯，肌肉渐生，后以参、芪带消痰行气药服之，病虽少愈，而喘不能行动，但饮食不减。至春咳嗽又甚，视之，知其肾之脾胃虚，谓从后来者为虚邪，湿热在脾肺之间，久之不治，必变中满，宜保定肺气，使母令子实，其病自愈。

人参一钱　五味子三分　干姜七分　肉桂五分　炙草五分

水煎，热服，吃一口，少顷又进一口，庶药气不至下行，服三十帖痊愈。

此脾虚胃中湿热，上壅于肺而喘，肺不下降，故肾虚，不能行动。温肺即所以温肾，子母相生，故愈。

一人久病，咳嗽吐痰，此脾虚而肺失所养，只温胃养脾为主。

半夏一两　生姜一两　白术半斤

不见水火，三味切片，共熬膏，用蜜收，时时噙化，久之有效，如泻用白糖收。

一妇年六十余，素忧郁劳碌，患自汗寒热，咳嗽痰重，胁痛背痛，腰痛，口淡无味，脉右手浮大，左手沉细，此肺之脾胃虚也，宜补脾益肺，则肝木平而风邪散。

人参一钱　肉桂三分　白芍一钱　炙草五分　五味子碎，五分
半夏一钱　生姜三片

水煎热服，二帖后，用四君子加半夏、五味、白芍、杏仁、百合。口淡无味，脾虚；自汗，咳嗽，肺虚；寒热，胁痛，背腰痛，肝旺。补脾温肺，肝气自平。

一老年咳嗽，午前瘥午后甚，肺之阳气不足也，用胡椒煎汤，服之。

一服痰渐减痛渐止，连进三服而愈。后因饮食所伤复发，仍用前药愈。调理，参苓白术散兼十全大补汤而安。

发热而自汗厥冷，是假火真寒，腹痛宜理中汤。自汗厥冷，宜桂、附、芍，此表里虚寒之症。

一妇伤风恶寒，咳嗽二月，昼夜不息，后吐红痰，上午轻下午重。一日约三四碗，发热恶寒，自汗足冷，不思饮食，一日吃不过一二碗，体瘦不能动摇，胁下痛不已，红痰臭不可闻，皆作肺痈治之，五十余日不愈。余诊其脉，左手微细无力，右手微大。下午潮热，此内伤不足之症，又被寒凉逼火于胸胁，喜大便不泄，用补中益气加附子、半夏、青皮，三帖而热减，

恶心腹痛，再用六君子加干姜、肉桂、吴萸而愈，后用人参、甘草、黄芪、白术、茯苓、干姜、当归、五味、芍药而安。

恶寒自汗足冷，宜附子。发热自汗足冷，亦假火真寒。恶心腹痛，中气虚寒。

一人患内伤，两膝尽痛无奈，先服和中散加四物，膝痛方止，医至七日，泄泻发热，头痛咳嗽有痰，用补中加附子，二帖而愈。膝痛，血分虚阳气不能达下，四物得和中散，血温暖而始流行。内伤多下寒上热，故元气活动病气方出。泄泻，寒气下行也；发热头痛咳嗽，郁火上散也。用药温阳气而散邪火。

一人年五十，色欲过度，患咳嗽吐血，脉虚而无力，医以贝母等药即愈，后用温肺汤，温缓服。

午前阳气盛，肺中阳气亦盛，故咳嗽瘥，午后阳气虚，肺中阳气亦虚故甚。胡椒由里走表，温胃温肺①。

一妇素患左边头以下至足微肿且痛，偶遇咳嗽，痰重，胸膈不宽，如大便结燥，六君子汤少用白术，加苏梗、杏仁，无结燥，六君子加苏叶。大凡胸膈不宽，无过紫苏、川芎。

一妇伤风咳嗽，服清肺降火药，肌肉消瘦，咳嗽愈加，脉沉短数无至数，不治之症，不得已用人参六分、黄芪二分、白术五分、甘草五分、当归一钱、白芍五分、肉桂一分、五味子二分后，服虽见效，终不可治。

清痰降火，则胃无生发之气。肌肉消瘦，脾虚；咳嗽，肺虚。保元、甘草、五味，补脾药也。归、芍养血，所以滋阴降火也。一分桂，温肺下行而不至于热，二分芪，引土生金，而

---

① 午前阳气盛……温肺温胃：应置于"一老年咳嗽，午前瘥午后甚，肺之阳气不足也，用胡椒煎汤，服之"后。

不至于滞。

一人素患虚损咳嗽，后病虽愈，而咳嗽不减。察其脉，左三脉右尺脉俱带数，肺脉短涩，脾脉不起，此肺不受克，而金得以生水。脾脉不起，金犹得其养，年六十不治，将至小便淋沥，变而为阴虚火动，不可治矣，若以法治之，虽难痊愈，亦可延年。

化痰丸又名百花膏

款冬花一两　百合二两

三①味，蜜丸，如弹子大，临卧嚼碎，姜汤下。

短涩肺本脉，脾不起则无火。

一人不觉饿，咳嗽大作，右手脉浮大数，左手沉细虚，药用温肺汤加茯苓，热服一剂，咳嗽大愈，来日亦如前服，因腹中不宽加神曲一钱，一剂不效，连服四剂而愈，后用四君子而愈。

右手浮大数，咳嗽内伤，虚火刑肺，温肺生水，水升火降。

一人脾脉带数，有痰咳嗽。

白术二钱　半夏一钱五分　甘草五分　五味子三分　生姜二钱

水煎，热服。

此脾有湿热，术、夏补脾燥湿。姜、草辛甘发散邪滞。五味保肺敛肝。

徐公夫人嗽久，常患吐痰。

人参　白术　茯苓　杜仲姜制　山药　莲子　苡仁　半夏
五味子　白芍　甘草

加减参苓白术散补脾，半夏、白芍、五味保肺。

一妇嗽。

---

① 三：疑为"二"。

紫菀　百合　五味　白芍　甘草

胸中饱闷，加白豆仁末。

一人咳嗽，风寒入，身大热，痰起恶心，口干，背痛，鼻流清涕，不思饮食，温肺汤加白术、苡仁。

一妇脾虚不思饮食，咳嗽有痰，用四君加山药、砂仁、扁豆、半夏、五味，姜、枣引。

一妇表里有微火，咳嗽少痰，用六君子去参，加当归、白芍、麦冬、五味，姜、枣引。

微火咳嗽，少痰，皆津液不足，不宜燥药，故加归、芍、麦、味养血生脉。

一人善伤风咳嗽，腰痛不可当。

紫菀四两　款冬花一两　百合五钱　乌梅三钱

熬膏，蜜糖调服。

咳嗽腰痛，肺气不下于肾也，故单治肺。

一妇吐红痰，咳嗽，腰痛，发热，脚酸痛，但不泻。

紫菀六两　款冬花一两　百合二两　百部去梗，甘草汤洗　生姜捣，一两　乌梅肉五钱

用水二碗煎一碗，又水二碗煎半碗，又将前一碗半汁熬至半碗。

丹皮一两五钱　泽泻一两二钱　茯苓一两　熟地三两　山药二两　山萸肉一两五钱

共为末，将前熬汁半碗，再炼蜜和汁，丸如元眼大，每日早晨滚水化下一丸，临卧又服一丸。

红痰咳嗽，肺病；发热，腰脚酸痛，肾虚。肺肾兼治。

一女咳嗽，吐红，发热。

麻黄　杏仁一帖后，去此二味　半夏一钱　芍药一钱　五味四分

甘草五分　枳壳三分　茯苓一钱　肉桂三分　姜　枣

煎，热服。发汗，故加麻黄。

一少年咳嗽吐痰，脾虚不足之症。

白术四两　半夏去皮脐，一两　生姜一两　枣肉一两

水煮，捣烂成饼，焙干为末，米糊丸，姜汤下。

一人时有痰火症，因生广疮，克伐药太多，三月间，忽吐红二次，紫色，无痰，每有火上炎时刻，欲食得则少定，或吃硬物则牙痛下达于肾。五月初一，眩晕昏仆，十数日得愈。六月间伤风，风退而嗽不止。

白术一钱　茯苓一钱　炙草五分　山药一钱　山萸肉五分　生地五分　五味子二分　枸杞子一钱　柏子仁一钱　杜仲姜汁炒，五分

克伐药多，虚火愈炽，火炎欲食，脾虚起火也，口干牙疼眩晕，肾虚阳无所附也，四君、六味，脾肾兼补。

一人血来盈盆，患内伤，用黄柏、知母寒凉等剂，滋阴降火数月矣，以致咳嗽痰盛，声哑，形瘦，脉浮按略有力、按下无力短涩，乃肺气亏损，阳气消烁，不治之症，药用补脾以益肺令，土生金，金生水。

人参一两　白术三两　茯苓二两　生草一两　五味碎，一两　生姜一两　半夏三钱

熬膏，白糖收，时时噙化，每日只服四五匙。

四君重用以补脾，生姜散肺火，五味敛肺气，半夏燥痰少用之，恐伤肺气也。

一人冬间咳嗽，日间甚，卧则定，动则是火，静则是水，温肺去桂、辛，加杏仁五分、茯苓一钱。

一妇久嗽，温肺汤去细辛加百合。久嗽有痰，不得用半夏，有损上焦元气。

一人久嗽不愈，前因风寒伤肺，当温散为主，宜半夏、白术四两、生姜四两、甘草一两、茯苓二两，熬膏，滚水调服。或咳嗽连声不绝者，加半夏二两、白糖二两收起，生姜、半夏可以散寒。

一少年，半夜干咳嗽直至天明不住，且兼肠风，服此药五帖，即愈。

人参五分　白术土炒，一钱　白茯一钱　炙草五分　当归一钱　川芎五分　白芍五分　熟地七分　杜仲姜汁炒，七分　枸杞一钱　柏子仁一钱　五味子碎，五粒　姜　枣

食远服。

丸方

人参七钱　白术土炒，一两二钱　白茯一两二钱　炙草七钱　当归一两二钱　川芎酒浸，六钱　白芍酒炒，一两三钱　杜仲姜汁炒，一两　生地酒煮，一两二钱　枸杞一两　柏子仁五钱　五味子五钱

蜜丸，如梧子大，空心，滚水下八十丸。

半夜属于坎中，阳升之时也，肾中有火，随阳上升而刑肺，故干嗽，八珍汤阳生阴长也，有仲、枸、柏、味，则又引之而滋肾矣。

林麓先生咳嗽用人参五分、白术土炒，一钱、炙甘草五分、黑姜五分。

林麓老患痢，董先生用参八钱一剂而愈。周师后至，曰：参宜一两，少此二钱，则中气未实。日后必有发嗽之病，因定此方，每发必服十剂。后果有喘嗽，病随服随愈，至末年服之不效，竟以此疾终。

遗精　白浊　淋沥　遗尿

心藏神[①]，肾藏精；心肾者，精神之根蒂也。凡男子思虑过度，则水火不交，快欲恣情而精元失守，尿前尿后，凝白澄下，故名曰浊。盖心包络贯于心，贼火一动，则溢出浊精，所以心动者神疲，神游者精散，因昼之所思，故夜之所梦，今人每用牡蛎、螵蛸、菟丝子涩精等药，随止随发，惟知固精，不知治心，殊不知神不归舍，而精元无主，安能自守哉？心血即亏，相火必旺，所以中焦湿热，淫气不清，溢上则为痰涎，降下则为白浊。其疾多因湿热浑浊，故土燥水浊，土坚水清。治法宜益火养心、安脾滋肾，则水火相交，其流自清矣。且淋有五，必分虚实，实者清心利水，虚者滋阴养窍，不利自安。淋，滴沥之谓，或尿血，茎中痛不可忍，内以养阴，外以炒盐，煎汤洗之，病自愈也。曰：尿前行房，劳过则淋，尿后行房，劳过则遗，故有遗尿之患。肾气独降，当以升提缩泉绝欲，方能拔去病根，否则终身有滴淋之患矣。

有饮入胃，不能上升于肺，遂至脐下，即欲小便，东垣《养老篇》言之，系气不足，宜保元汤，加芡实、山药、益智。小便涩不利，加当归、牛膝。

水火分清散　治遗精，白浊。

茯苓　芡实　土石莲　益智炒　草薢　山药各等份　甘草减半

尿赤色，加麦冬、泽泻、黄芩；小便频数加乌药、石菖蒲。

---

① 神：原为肾，据《内经》改。

琥珀散　治热淋，尿黄，频数，血淋。

真琥珀二钱　滑石一两　粉草一钱五分　海金沙五钱

为末，每服二钱。灯心汤，下。

缩泉丸　治遗尿，失禁。

益智去壳，盐炒　乌药各四两

为末，以山药六两打糊为丸，如梧子大，每服七十丸，空心，清水饭汤下，如房劳过伤，加破故纸炒，四两。

治遗久下陷，玉门不闭，不时漏精，此药升提肾水归原，效。

黄芪　人参　白术　甘草　川归　升麻　川芎　远志　地骨皮　杜仲　破故纸　枸杞

加莲子，姜煎。加山药、益智子亦妙。

凡梦遗，起于包络，血亏，君不主令，相火代行，湿热下流于小肠。宜清心养血，不可用涩药，宜归脾汤去参、芪，加芡实、莲须、龙眼肉为丸，若有用寒凉药过多者，补中益气汤加附子；若用热药过多者，加茯神、远志、黄柏。

枸杞子散　治虚劳小便，精出，口干，心烦。

枸杞子　龙骨各一两　覆盆子　白芍各七钱五分　麦冬去心，焙干，一两五钱　五味七钱五分

为末，每服二钱，用温酒或米粥饮调，不拘时服。

固精丸

鱼鳔半斤炒黄，再加酥炒焦黄色　当归酒洗，一两　沙苑蒺藜炒，一两

炼蜜为丸，白沸汤下。

治虚劳白浊，小便不止，精气不回。

龙骨另研，一两　诃子皮大者，五个　缩砂五钱　朱砂一两

研细为末，曲糊丸，空心温酒下一二丸，大便秘，葱白汤下。

止男子白浊，妇人白带。

椒目　白芷各一钱　石灰炒

大建中汤　治小腹急痛，便溺失精，出白液。

黄芪　远志　当归　泽泻各二两　白芍　人参　甘草炙　龙骨各一两

生姜煎，温服，不拘时。

治赤白浊。

苍术　白术　柴胡　升麻　陈皮　半夏　茯苓　甘草各一钱

一帖后，升麻只用三分。

一人酒色过度，劳碌所伤，四肢擅抖，心跳三十年。因灸火之气，发于灸之处，而结于膀胱，遂致精不出。张抱玄说：内有瘀精用，车前子、海金沙、红鱼齿、黄葵子、黄木通、琥珀，合末，将竹沥、海金沙藤煎汤，空心送下，又服童便半月，又用犀角五钱、黄连三钱、萝卜汁二碗煎服，后精涌流，日则尿精并行，夜则梦遗，凡精欲出之时，于阴囊之下，肛门之前，内甚作痒，小便倾泻后则作痛。后乱用寒剂百帖，不痊。但知饱不知饿，睡时着实饱胀，腹时痛。顷刻心堂内将近脐，如热汤烫一般，间或停止，肌肉尽消，四肢无力，腰痛，头晕，牙痛，耳响，睡则头并手足俱麻木，遗精，不记时作泻，手足浮肿。脉左手微弱无力不细，右手豁大无力，此肾之脾胃虚，汗下太过，阳无所主，故病在脾①，先用调中益气汤，加白术五分、熟地五分、泽泻五分、破故纸五分、小茴五分。调理，四君子加山药、莲子、扁豆、薏仁、芡实、益智。丸亦用此方。

---

① 一人酒色过度……故病在脾：与前文"自下"条的病案相同。

精出时痒属火，精道空虚，火气动烫，故痒。解后作痛属虚，阴精愈竭，阳气独滞故痛。知饱不知饿，中气寒脾胃滞也。近脐如热汤烫者，火乘土位，不归原也，牙痛耳响，下寒上热，手足麻木，阳气不行也。调中汤为饱胀也，加白术为作泻也，二术齐用去手足浮肿，熟地、智、茴引火归原，加泽泻利肾经之浮火耳，调理补脾兼补肾。

一人久病，有似于虚损，梦遗，六脉寡而虚，丸方。

人参五钱　肉桂五钱　白术一两　山药一两　炙草一两　芍药一两　茯苓一两　熟地二两　杜仲二两　芡实二两

蜜丸。

久病而忽梦遗，是湿热注于膀胱而出，火气得以下行，犹为好兆，若房劳则心相火动，真精一泄，祸将滔天，病何能愈乎？

脾肾兼补，杜仲、芡实，可止梦遗，芍药补脾之阴。

一人腹中不和，知饱不知饿，常起火，喉痛，口唇内生疮，牙根作胀，齿缝出血，常畏寒，骨酸痛，不能久立，胸膈饱闷，鸡鸣，玉茎举乃自遗，上盛下虚，阴精奉上，其人不寿，阳精下降，名曰下消，善治不若善养，煎用补中益气汤，丸用六味地黄丸。

腹不和，不知饿，胸膈饱闷，脾虚也。常起火，五句火在上为上盛。骨酸痛，不能久立，自遗，俱下虚也。补中汤，补中益气而散上焦之火，地黄丸所以实肾也，按此症，当养气归原，引血归经，敛火归本，其效甚速。

一人梦遗，脾胃不足。

白术　甘草　茯苓　山药　莲子　陈皮　砂仁　麦冬　五味姜　枣

煎。

一人鼻左常患臭鸭子气，暂或遗精。诊之，肺脉按之中微大，左关重按不清无力，左尺微细，喜不数，此阳盛阴虚，肝[1]不主纳气故耳，补中益气汤，加辛夷、蔓荆子、黄柏。

一人素有郁火上升，臭塞，恶寒，上焦不宽，降下大便秘涩或遗精，脉硬不清，左关按下无力，此中气不足，火在血分故也。补中益气汤，加肉桂三分。

一人左环跳穴边作痛，兼梦遗，用补中益气汤，加芡实一钱、益智三分、莲子。

一人梦遗，腰痛，作湿热治，四君子。

扁豆　益智　芡实　杜仲　莲子　山药

与下三味，俱治腰痛。

一人虚，遗精。

人参一两　杜仲姜汁炒，二两　莲须一两　芡实四两　淮地一两
枸杞三两　山药二两

金樱膏丸。

钟瑞甫，身弱常梦精，且梦中不清。

人参七钱　炙黄芪一两　当归一两　炙甘草五钱　白术一两
茯苓一两　远志五钱　酸枣仁炒，一两　山药炒，一两　杜仲姜炒，一两
枸杞二两　芡实二两　益智三钱

蜜丸。

一人赤白浊，腰痛，四君子。

当归　杜仲　续断　干姜　地榆

丸用十全大补加杜仲、续断，蜜丸。

---

① 肝：疑为"肾"。

白浊，不痛者湿也，痛者湿兼热也。

一人梦遗，有作火症医者，有作痰医，愈医愈不效，左三脉寸关浮弦，右三脉脾肺弦紧，二尺俱弱，此胃中湿热太重，清气在下，浊气在上，宜升清降浊，用升阳渗湿汤。

升麻　柴胡各三分　黄芪　苍术　白术　当归酒浸　赤茯各七分　人参　陈红　半夏曲各五分　生草四分　芡实末一钱姜　枣

煎，空心服，忌面食、煎、炒、淡渗之物。

暴死

暴死有痰声，名痰厥，四君子汤加竹沥、姜汁。
暴怒暴死，名气厥。
木香　沉香　槟榔　枳实　乌药
中风暴死，六君子汤加天麻汤。
中寒暴死，附子理中汤。
凡人至墙庙，卒然感厉气而死，若胸前温暖，气尤未绝者，慎不可移动，东其首，向北礼拜，盖东其首，以受生气，北斗主生，礼拜以求生也。卒死者魂不附体，若身一移动，则魂魄不着，不复归矣。

不眠

胆实脉实，精神不守，宜泻热①。

半夏　生地　黄芩　远志　茯苓　秫米　枣仁_{为君}

长流水，煎服。

烦闷不眠去生地、远志，加麦冬、桂心、甘草、人参。

胆虚脉虚，烦扰不眠，温胆汤。

半夏　竹茹　枳实　生姜　甘草

加人参、茯苓、远志，尤良。

夜分不眠，胆火上冲，神不安静使然。温胆汤中，用枳实开豁胸膈浊气，竹茹清胆火，使之下行。

不眠胆寒，炒酸枣仁为末，竹叶汤下。多睡生用，姜汁茶，调服。

忧惊不眠，人参之力。

人参　枳壳　五味　桂心_{各三分}　柏子仁　熟地_{各一钱①}　山萸　菊花　茯神　枸杞_{各三分②}

为末，每服二钱，温酒调下。

一人年四十岁，夜间多不睡，六脉俱寡二寸大，上盛下虚，气血俱不足，又肚饱，宜阳生阴长。

苍白术　当归_{酒洗}　桂　芍　山药_{炒，各五分}　人参_{五分渐加至一钱}　茯神_{一钱}　沉香　干葛_{各二分}　五味　吴萸_{炒，各九粒}　益智_研　陈红_{各三分}　煨姜_{三片}　大枣_{一枚}

如有痰，加半夏_{姜汁炒，七分}。

丸方

茯神_{四两}　沉香_{五钱}

二味，研末，炼蜜丸，如梧子大，空心，临卧，百沸汤送下，六七十丸。

---

① 钱：《慎斋遗书》作"两"。

② 分：《慎斋遗书》作"两"。

卷 三

因脉用药

一左手寸脉按之中而微数，重按无力不清，关按之中及下有力，尺脉沉而有力，右寸中而涩重按不见，关脉按之中若有力，下微不清，尺脉沉数喜无力，此内伤不足之症，脾肺二经受伤，宜补中益气汤。阳生阴长，就于补中益气汤加黄柏_{盐水炒}，二钱；心神不安，加酸枣仁_{炒研，一钱}；小水或热或不利，加莲须五分、远志五分，甘草汤洗。服二三十帖。

丸方，治肠风。

川乌_{煨面包，五钱}　荆芥穗_{三两}

共末，醋打糊丸，空心，滚水送下六十丸至九十丸止。

又丸方，专主脾阴不足。

山药　茯苓_{二两}　熟地_{三两}　当归_{一两}　白芍_{酒炒，一两}　紫河车_{一具}　人参　柏子仁_{一两}　黄柏_{淡盐水炒，三钱}

炼蜜丸。

一病肝脉弦滑，脾脉微细而不缓，寸脉沉而有力，尺脉略大。

人参_{一两五钱}　山药_{三两}　茯苓_{七钱}　熟地_{三两}　当归　白芍

二两　五味子四钱

此药专补脾阴不足，弦滑不缓，有力略大，皆火也，故壮水养血，生津以制之。

一人心脉沉细，肝脉弦，左尺豁大，脾脉沉细，此阳陷于阴，阴血涸干故也。先用十全大补汤十帖，再用补中益气汤五帖，仍用前方。

左尺属水，宜沉细，今豁大，是阳陷于阴，故涸干阴血，为沉细，为弦，若遽用补中，则燥火炙土，故先补而润之，然后升提之。

一人六脉纯阴，胆脉弦大，胆无出入，其弦大，乃命门火，上升于胆故也。

山药二两　茯苓五钱　熟地三两　丹皮钱[①]　山萸二两　泽泻五钱　人参五钱　杜仲盐水炒，一两　黄柏四钱

蜜丸。

一妇年三十岁，脉微洪重按无力不清，右脉洪大而有力豁大，宜补下焦元气。

熟地二钱　山萸五分　山药二钱　泽泻七分　茯苓七分　肉桂三分

微洪，洪有力，豁大，皆火，故用六味丸重阴，补下焦元气，下焦之气足，其气上升。

一妇年三十岁，左脉弦大，无力不清，尺沉而缓，右三脉无力不清。此中气不足，脾虚，宜参苓白术散，米糊丸，米汤下。

一妇年四十余，左脉按之有余，举之不足，关脉俱不足，

———————

① 钱：前缺字。

右脉虚弱不足。脾脉缓而有力，尺脉沉滞，乃血不足，宜八珍汤调脾养血，和益母草、玄胡索。有余有力属火，火旺，因血不足。

一男子左脉短涩，乃心血不足，关脉微弦欠长无力，左尺沉细，右寸微浮而散，不禁风寒，右关按之若有力，举之不足，重按无力不清，右尺沉而无力。责其无火，宜大补气血，十全大补汤。六脉俱不足，十全大补汤，甚当。

一妇年三十余岁，左寸浮大，关弦大，尺洪大，右寸浮大，关脉沉细无力。用六味地黄丸、补中益气汤，若加参，更妙。

一妇年四十余岁，左脉关微弱带弦，尺沉数，右寸微无力，关微数微弱，尺沉细，隐隐不见。先用保元汤，保定肺气，用生地黄泻火。若无火，可服保元汤，加白术、山药、芍药。

尺沉细，是肾虚有火；右寸微无力，则金衰不能生水；脾微数微弱，则土燥不能生金；生地泻火，则金不受克；而后保元，得以保肺而生胃。

一男子五十八岁，右脉带弦，左脉豁大有力，此不治之症也。右脉弦，是胃气既虚，左有力，邪火又盛，所以不治。

一妇三十岁，左脉浮大，关大，尺洪大，右脉浮大，关尺俱沉细无力。用六味地黄丸，加生甘草二分、陈皮五分、附子二分，姜枣煎。

大与洪属火，故壮水制火，右关、尺沉细无力，真火不足，故加附子。

一僧年四十余，六脉纯阴俱短，惟心脉短而且涩，此心志不定。多思伤心血，故其脉如此，用归皮汤，龙眼肉捣烂为丸。

一人脉左手弦，按之洪大有力，关、尺按下无力，脾脉细数，尺部三焦洪大，肾脉不起，且手若先按三焦，则脾脉洪大。

此三焦火起，脾有湿热，心包络血少，胆虚气外泄而寒。用归皮汤则胆气足，而三焦之火不起，多用参苓白术散，则补脾利湿，而细数可去。若遇伤风发热，补中益气加羌活、防风。

一人脉举之不足，按之有余。有余，火也；不足，气不足也。宜补气去火，八珍汤，养火即以去火。

一人右尺浮幸无力，胃脉弱按至脾部无力，左寸不足。君不主令，相火代之，是真火不足，胃虚而肠实。用四君子、黄芪、莲肉。

一妇两尺脉短涩，此不育之征，但调和气血而已，八珍去地黄加肉桂。

一人六脉纯阴，乃丹田纯阴无阳，此方壮阳固精，久服可以生子。

肉苁蓉酒洗，焙干，三两　巴戟一两甘草汤浸，用节皮，去梗，净，三两　续断去芦，二两　远志去骨，甘草制，一两　蛇床子炒，一两　茴香炒，一两　茯神去心，一两　熟地酒煮，二两　人参七钱　牛膝去芦，酒洗，一两

炼蜜为丸。

一人脉左手细虚，右手细数。乃元气不足，倘转豁大，阴虚火动，宜补脾阴之不足。

人参五分　黄芪七分　白术一钱　炙草　当归五分　山药　茯神一钱　莲子去心，五个　龙眼肉七个

宜服十帖。

一人六脉或紧或缓不均，惟肾脉带涩，此中气不和，骨髓中有热，不治将成痨瘵，用补中益气汤十帖提之，丸用虎潜丸。

虎胫骨炙酥，二两　人参一两　白术二两　茯苓　甘草　当归

各二两　地黄一两　白芍　黄芪　枸杞二两　肉桂七钱　杜仲　牛膝各一两

六脉不均，肾脉带涩，火使然也。盖气从里走表，可以托散邪热。

一妇左三脉洪数，按之则虚，脾脉紧数。女得男脉为有余，举有按虚，热在表也，脾脉紧数，中气不足。先用补中益气汤加生地，次以十全大补汤调之，丸用十全大补。

凡有火症，若遽用纯补之剂，则火无由而散，必先用去表之药，逐散邪热，而后大补。

一妇六脉纯阴，或二三至，四五至，见歇至。此血中之气虚，四君子加白芍，理脾和肝。

人参　白术泔水浸炒，一两　白茯苓二两　炙甘草五钱　白芍用肉桂二钱，煎汤炒，一两

共为末，山药糊丸。

一人两尺脉大，系元气不足，宜大补气血。

人参七分　白术一钱　茯苓　当归　白芍各一钱　甘草五分　肉桂三分　益智四分

两尺大，系下焦阳虚。此虽平补气血，而肉桂、益智，可以补下焦之阳，而敛尺脉之火。

一人脉大而涩，湿热下流于肾，名曰肾着。

芡实炒，二两　山药炒　破故纸炒　杜仲　熟地二两　莲子壳烧灰，存性，三钱　人参五钱

蜜丸，空心，滚水下。

一人病症多端，脉二尺俱不起，脾肺按下有力，年三十犹未生子，素所用药，鲜不滋阴降火者，煎用补中益气汤，加枸杞、杜仲各一钱、黄柏三钱。

丸药

熟地　山药　茯苓　杜仲各二两　牛膝二两　枸杞　菟丝各三两　肉苁蓉二两　五味子三钱　黄柏四钱　人参六钱

炼蜜为丸。

煎药，上中下皆补；丸药，单补肾气。

一人六脉俱散，二尺俱不起，右略大些。年三十六岁，尚未生子。药用滋阴降火，气血无生发之机，须大补气血，兼以阳生阴长。

人参　茯苓　黄芪　当归　川芎　生地各一两　白术二两甘草三钱　肉桂五钱　枸杞四两　菟丝四两　杜仲三两　五味五钱

蜜丸。虽平补气血，而补肾力尤甚。

一脉左寸浮，按下则散，肝脉弦缓，肾脉沉缓，右寸短涩，胃脉微数，脾脉大而散，惟命门脉平等。此内伤不足之症，药用滋阴降火，脾胃伤损，肺失所养，初宜理脾养肺。

人参　白术五分　茯苓六分　甘草四分　山药　薏仁一钱　砂仁六分　莲子五分　神曲五分　麦冬八分

二帖后去麦冬，加五味，五味子二分。

一人脉俱洪大，尺脉不足，时或一止。乃上阳不降，肾水不升。不治，将黪大虚损之兆。

熟地　山药　茯苓各三两　当归　黄芪　人参各一两　白芍七钱　甘草　五味各五钱

蜜丸，空心服。

洪大，是上阳不降；尺不足而止，是肾水不升。重用补肾，微用补气血，五味子，又养气而生胃也。

一人右寸关脉，举有按无，阴中之阳虚，夏用人参五分、当归、麦冬各一钱、泽泻一钱、五味黄柏各二分；冬用人参五分、白术、莲心一钱、陈皮一钱、茯苓七分、甘草五分、当归、白芍各八分，冬去芍药，加干姜。

一妇伤寒，饮食少进，脾脉弱，肝脉弦，用戊己汤加减治之。

人参五分　甘草　神曲　陈皮　莲肉五分　白术　当归一钱　白芍六分

水煎，不拘时服。

一人六脉俱涩，右大。血凝气滞，补中益气汤，加麦冬一钱、五味子二分，盐炒、黄柏二分。

徐公之脉和缓，但右尺微大，三焦有火。宜用补中益气汤，夏加黄柏三分以救肾水，麦冬三分、五味子九粒；心神不安，加茯神、远志、枣仁；腹中不和，加苍术五分；天热盛，加泽泻五分；口干，加干葛五分；胸中闷，嗳气，加神曲五分；头痛加川芎五分、蔓荆子七分；恶心加干①姜三四分；烦躁不眠，去升麻、柴胡，加茯神、远志、酸枣仁、元眼肉五个；或饮食不节，加干姜三分、吴茱萸二分；或感冒加羌活七分、防风三分三服。秋加炒黑干姜四分；有痰，加半夏七分。

吴绳武，心肝脉较肾脉略细，肾脉起，系肾脉不敛。

淮生地酒煮烂，三两　牛膝酒洗，一两五钱　山药　白茯二两　黄柏　人参五钱　菟丝子酒煮烂，四两　川草薢二两　枸杞三两　酸枣仁一两　五味七钱　柏子仁二两　杜仲盐水炒，二两

炼蜜丸。

心脉细，故用酸枣仁、柏子仁；肾脉起，故用黄柏。

一人二尺大，用补中益气汤，加黄柏三分、五味子二分。

---

① 干：原为"甘"，据中药改。

二尺大，是阳气下陷，下焦有火，故升阳而泻肾水。

一人左三脉短，俱有力，右二部微弱，尺脉更大。补中益气汤，加黄柏五分、五味子二分。

一人左上二部短，尺脉沉细，右寸短涩，脾胃脉缓，尺脉沉细，煎用四君子。

白芍　当归　半夏　五味

丸用八珍去地黄、川芎，加山药、益智仁、半夏曲。

六脉俱不足，脾胃脉又缓，故平补气血，去其慢脾耗血之味，加益智温火生土。

陈盘石，左右脉，俱有力，但寡而滋润。

人参　陈皮五分　黄芪　白术七分　甘草四分　当归　枸杞一钱　五味子九粒　山药八分　益智二分　黄柏三分　姜　枣

中下兼补，脉有力，故用黄柏。

丸药

山药　熟地　杜仲二两　枸杞三两　五味子　黄柏五钱　故纸五钱　菟丝四两　牛膝　当归一两　人参六钱

鹿角胶丸。

一夫人上四部俱短有力，两尺无力，女得男脉为太过，痰闭子宫，用白术、半夏曲、当归各一钱、茯苓一钱、甘草五分、干姜煨、川芎、黄柏二分、姜、枣。

丸用八珍去地黄、人参，加黄柏、五味子。有力，故用黄柏。如夫人六脉沉而细数，血凝气滞，用八珍汤加木香、香附。

沉，则气不克振，宜四君子；数，则血分伏火，宜四物。

一人左寸洪大，左关洪滑，左尺但起而不实，右寸短涩，右关和缓而有力，右尺浮大，煎方。

山茱萸　丹皮　泽泻　熟地各五分　山药　枸杞　柏子

仁　枣仁炒研　茯神各一钱　五味三分

煎方，心肾药也，有茯神，故去茯苓。

丸方

山药　枸杞各三两　菟丝子三两　茯苓一两五钱　熟地　杜仲青盐炒，二两　五味子　人参　覆盆子　虎胫骨一两　益智四钱炒冻米二合

炼蜜丸。

一人左寸洪大无力，关脉全滑，尺脉洪大，右三脉俱洪滑。作痰火治，煎用二陈汤，加五味、芍药、薏仁。丸用六味地黄丸，加杜仲、黄柏。

一人左三脉和缓，右上二部脉和缓，独尺脉更大。煎用六味地黄汤加人参。丸用煎方，加人参、黄柏、五味。

既用地黄汤，又用黄柏，因尺脉更大也。

一人左寸短涩，肝脉反缓，肾脉沉中有力，右寸微涩，脾胃脉缓而无神，尺脉缓。补中益气汤，加白豆仁、神曲。

一妇脉左三四至，但尺脉微弱，重按无力不清，右寸短涩，关脉微弱，尺重按无力不清，论此脉，真火不足。

人参　白术　甘草　川芎　陈皮　半夏各五分　茯苓　当归一钱　芍药一钱　木香　肉桂三分　姜　枣

丸方，四君子。

玄胡索　当归　白芍　肉桂　香附

炼蜜丸。

一妇六脉洪大无力，血少，用八珍汤去地、苓，加丹皮、玄胡索、陈皮、木香，用蜜丸。

一妇左寸沉弦，右三脉缓而无力。血不足之症，六脉俱涩，右尺弱。

人参　甘草　陈皮五分　白术　茯苓七分　益智一分五厘　山栀姜汁炒黑，五分　贝母　杜仲姜汁炒　当归一钱

水煎，丸亦用此方。

一人二寸不起，右关滑，脾虚，血不统，异功散，加当归、五味、白芍、麦冬、贝母、薏仁、莲子、姜三片。

于老先生，左脉洪滑，右脉沉细，独脾胃和而缓，此心之脾胃虚。

人参　当归　麦冬　牛膝　杜仲五分　五味三分　甘草生三分，炙三分　山药　枸杞一钱　蜜芪七分

丸药

薄荷末二钱　柿霜五钱　儿茶一钱　硼砂三钱　五味子

蜜丸，噙化。

一人左手脉沉细，重按微有力，右手脉缓大，重按有力。

山药炒　丹皮　茯苓　杜仲　荆芥穗一两五钱　山萸　泽泻各一两　牛膝一两　熟地三两　川乌守血散风，面煨用，二钱

蜜丸，空心服。

煎方

补中益气汤，去陈皮，加赤芍、生地、枸杞、黄柏、姜、枣。

一脉两寸俱有力，关尺沉细，上盛下虚，重在脾土不足，煎用参苓白术散，加木香三分、肉桂一分、姜、枣。丸即用前方去桔梗，加当归、杜仲。

一脉左三部洪滑，但寸脉举之不足，阴中之阳虚，右寸关微缓，右尺不起，脾肺二经受伤，四君子。

山药　杜仲　五味　益智

水煎。

丸方

人参　泔芪　炙草一两　白术土炒　茯苓　熟地二两　山药　枸杞三两　杜仲一两五钱　五味五钱　益智二钱

泻，老米糊丸；不泻，蜜丸。

一左手寸脉微洪，关脉数弦而缓，尺脉微洪而缓，阳中之阴虚。右手三部脉，沉细幸不数，为微阴，宜救阳为本，阳生而阴自长。脾土太阴，肺金亦太阴，二阴皆赖阳生，土受暖而不受寒，温暖脾胃，气血自生，诸病皆退，今喜受补，自然气血冲和，宜缓治，痊愈。用人参，以补脾肺之元气；用黄芪，以补阴中之阳气，气行则血行；用白术，补脾生血；茯苓，助白术补脾，能去脾胃中之湿热；干姜温肾，助生发之气；甘草以和中，见参、芪，去热之圣药。

人参　白术土炒　茯苓七分　黄芪五分　炙草四分　干姜二分

六味为主方。加减法，胃虚，不思饮食，加砂仁炒研，二分以助脾气，又能行滞；嗳气，加神曲炒，五分，能下气，去上焦之火；胸膈不宽，加陈皮三五分，能去滞气恶心；恐饮食停痰，加半夏三分，吐则五分；大便燥，加当归一钱、牛膝五分，牛膝能助十二经络，行血润燥；小水不利，加牛膝七分，牛膝强足补精，专疗腰痛，又行血脉，微利小水，而不动元气，老人之圣药。老者补肾，不若补脾。

上方专补脾土，脾土一旺，则上焦肺气充满，水精四布，五经并行，合于四时，气血冲和，何病之有？

保元养阴法

人参　黄芪　牛膝　杜仲姜汁炒　山药各一两　炙草　当归七钱　白术土炒，二两　茯苓　薏仁一两五钱　枸杞三两　五味五钱

蜜丸。

一人脉大而滑，不洪，阴中无阳，宜补阴中之阳。

山药　茯苓二两　杜仲二两　熟地　枸杞三两　五味　黄柏
人参五钱　菟丝四两

蜜丸。

一人六脉洪滑，肝脉长，按之有余，举之不足。阴中之阳虚，用补中益气汤，加茯神、远志、石菖蒲。

丸药，用六味地黄丸，加枸杞四两、柏子仁一两、肉桂二钱，蜜丸。

举以候阳，不足为阳虚，宜补中益气；按以候阴，有余为阴火，宜六味地黄丸。

一人年四十余，脾脉涩，肺脉不见，肾脉沉实，尺大于寸。脉寒在下，乃脾肾不足之症，如补脾又恐伤肾，如补肾又恐泄泻，故不用白术，而用芡实为君；芡实，补肾气入脾；益智，安肾补精髓，与劳伤，小便多而能止，小便少而能长；破故纸，温肾，止腰痛；莲子清心，且能去益智之辛热；山药，补脾阴之不足。二者不用峻补，但温脾肾，而子母相生，脉自平矣。单补脾，则有土克水之患；单补肾，则有水侮土之忧。寓温土于安肾之中，诚哉妙用。

丸方

芡实炒，三两　益智仁五钱　补骨脂炒，一两　莲心去心，一两
山药糊丸，空心，白滚水送下。

因症立方

一病脾肾俱虚，用药，脾肾兼补。

人参　杜仲姜汁炒，一两　山药　茯苓　熟地　补骨脂　牛膝

枸杞二两　大茴香六钱

蜜丸。

一人患泻，渴，头晕，诸药不愈。

川乌一钱　荆芥穗三钱

姜煎，神妙。

一人冬来，面寒，火熏，齿痛，脾泻，腹胀痛。

人参　黄芪　甘草　白术　当归　川乌　肉桂　杜仲　薏
仁　姜

煎，效。

徐公，四时调养方。

春常服

升麻　柴胡各三分　人参　黄芪　当归　白术各七分　甘草
陈皮各五分　姜　枣

夏常服

人参五分　白术土炒，一钱　炙草五分　蜜芪七分　当归七分
麦冬一钱　茯苓一钱　五味九粒　姜　枣

秋常服

四君子汤加厚朴五分　藿香五分　人参七分　土术　茯苓一钱
甘草五分　姜　枣

冬常服四君子汤

人参　白术　茯苓各一钱　甘草五分　姜　枣

春，感冒风寒，恶风怕寒，骨节酸痛，四肢倦怠。初春，
阳气尚嫩，不宜大发汗，用香苏饮。

陈皮　香附七分　紫苏　甘草五分　姜三片

春三二月，正发冬令，冬天，阳气在内，恐中咽喉之病，
用甘桔汤，重用前胡去内外之痰实，故用参苏饮，咳嗽，俱用

此方，加五味打碎、木香三分、人参、紫苏五分，无汗者，用一钱、干葛、桔梗、川芎各五分、前胡八分、枳壳炒，四分、当归、芍药生用、半夏生用，七分、木香三分、生姜。

或中气不足，遍体作疼，用补中益气汤，加羌活一钱、防风四分、姜、枣。

夏，感冒风寒，骨节酸痛，四肢倦怠，用清暑益气汤。

人参　蜜芪　麦冬一钱　甘草　陈皮　升麻　干葛　黄柏　泽泻　青皮　苍术　神曲各五分　白术七分　五味二分　姜　枣

秋，感冒风寒，骨节酸痛，四肢倦怠，正气散，加茯苓、苍术一钱、厚朴姜汁炒，八分、陈皮留白、炙草、藿香五分、半夏姜汁炒，七分、姜、枣。有痰加旋覆花七分。

冬，感冒风寒，四肢倦怠，骨节疼痛，用五积散，能治夹食伤寒，停痰腹痛。

白芷　陈皮　厚朴　半夏　桔梗　煨干姜　苍术　枳壳　川芎　芍药　当归各五分　茯苓七分　肉桂四分　麻黄一钱

或感冒风寒，嗽不止，用温肺汤。

半夏　芍药各一钱　五味　甘草　煨干姜　枳壳五分　肉桂四分

喘，加麻黄、杏仁各五分，姜水煎服。

内分发汗，或未汗，或汗多，或汗少，四时感冒，俱有发汗之方，但发汗而汗不出，再汗之而不透表，用柴胡加干葛、当归和之。

柴胡一钱　黄芩　干葛　当归一钱　半夏　人参五分　姜　枣

或汗多而汗出，三日不止者，邪分未尽，不宜止汗，宜用小柴胡加茯苓一钱、白术、猪苓七分、泽泻一钱，以利其温热，或泻，亦用之。

汗之不汗五日，或汗少而热不退，左手脉细，右手脉大，是内伤不足之症，宜补中益气汤三四剂以和之，汗出，其病自轻。

内或脾胃不喜饮食，用四君子汤加砂仁、神曲。

或饮食不消加麦芽七分、人参、白术、茯苓各一钱、甘草、神曲各五分、砂仁四分、姜、枣。

或头面俱红，用补中益气汤加防风五分、荆芥穗一钱、连翘五分。

或因犯色，致使寒热交攻，用八珍汤去地黄，加杜仲一钱、破故纸、小茴香五分、人参、白术、茯苓一钱、甘草五分、当归一钱、川芎五分、白芍七分、姜、枣。

一胸膈饱闷，头面俱眩重，不爽利。

陈皮　芍药　黄芩　栀子各七分　半夏　茯苓　当归一钱
甘草　川芎五分　姜　枣

或夏末秋初，发疟疾，宜用六君子汤，加柴胡五分、黄芩五分、青皮五分、人参、白术、茯苓一钱、甘草五分、陈皮、半夏七分、姜、枣。如无汗，加紫苏五分、干葛五分。

或胸膈有痰，涌蔽不开。

陈皮七分　半夏　茯苓一钱　甘草　紫苏　杏仁五分
姜　枣

或夏秋，途中轿睡衙风醒，而大不爽利，或起早，犯冒风寒，用补中益气汤，加羌活、防风。

或因劳乘怒，痰涌，头痛，身倦体重，补中益气汤，加川芎、紫苏五分、蔓荆子七分、姜、枣。

或因饮食失时，饥饱太过，遍身麻木，并发寒热，补中益气汤加白豆仁二分、川芎五分、白芍七分、姜、枣。

或热天发疮毒，头面俱有，照前用清暑益气汤，加金银花、姜，水煎服。

或项下，或耳后，或额角，有无头无面小疮，用小柴胡加干葛七分、防风五分、荆芥一钱、金银花八分、姜，水煎。

或因失睡，勉强起来应答，眼眶俱不爽利，并倦怠不堪，用补中益气汤加茯神八分、远志五分、枣仁一钱、龙眼肉五个、姜、枣。

茯苓补心汤，能治咳嗽吐血，又治牙肿疼，或口舌尖碎，或喉疼。

后三症，加玄参五分、人参、紫苏、干葛、半夏五分、桔梗五分、前胡、赤芍、地黄生、茯苓一钱、甘草、枳壳三分、当归八分、姜、枣。

一切男妇老幼，发寒热，重在饮食不进，宜用补中益气汤，加半夏四分、川芎、白芍、紫苏五分、姜、枣。

常服丸，四季可用。

人参　黄芪一两五钱　甘草　黄柏　五味五钱　白术土炒，七钱　茯苓　牛膝　当归一两　山药　杜仲　熟地　枸杞　虎胫骨炙酥，二两

蜜丸。

调养方

人参　枣仁炒　当归一钱　蜜芪　远志　白术　陈皮五分　甘草　茯神七分　元眼肉五个

一妇年三十岁，至春，腹内寒，上焦口内俱热；至冬，腹热而上寒。宜八珍，春时阳气上浮，腹内寒，阳虚不能下达也，上焦热，阴虚不能制阳也；冬时，阳气下潜，腹热，阴虚不能制阳，上寒，阳虚不能上达也。

内伤心法

脉左手沉细虚，右手浮大数，或豁大无力，口不知谷味。

凡得劳心、嗜欲七情，饮食纵酒，饥饱过度，此内伤也。初虽未觉，久则成患，况不能保养者多，因辛苦所冲，或为饮食、四时所伤，以致身热、头痛、恶寒、潮热，或有微热，脱衣换着，腠理不密，易感风寒，症类伤寒，医不明此，骤用麻黄、紫苏，大发其汗，热未退，仍以泻火寒凉药，下陷清气，浊气转升，故食下腹满，又大下之，故中愈不足，以致汗多亡阳，下多无阴，阴阳耗散，死者甚众，此伤而又伤，医杀之耳。

止除阴虚，潮热，不宜用人参、黄芪。

伤寒发表，汗透而愈，内伤寒热，间作不齐，发热而微汗至颈或脐而还，口不知谷味，日日如此。或兼泄泻，诸伤寒不愈，似疟，名曰：内伤。杂病多端，汗而又热，热而又汗，亦头痛，发热一法；或自语，烦躁，心肺虚热，不思饮食，遍身骨节痛，用补中益气汤加羌活一法；泄泻，汗多而热不退，补中加附子一法；头痛甚，加蔓荆子、川芎一法；或无汗，而热不退，亦补中一法；或咳嗽，痰中带红，补中汤一法。此病，里虚不足，反用汗下清利，不死而何？若治内伤，药非数剂可愈，宜缓而治之。

一凡内伤，口苦舌干，非人参不能生津液。

内伤病久必转病，而后阳气活动。脉弦者，转疟疾方愈；脉缓者，转痢疾方愈；肺脉不起，转伤风咳嗽方愈。寒热似疟，是少阳经阳气通也；红白，似痢，是阳明经阳气通也；伤风咳嗽，是太阳经阳气通也。阳气一通，诸邪自退。

一人病发脱落，东垣用黄芪建中汤，谓阳不到于颠，故用此汤也。潮热三月后，不可用补中，宜六味汤，令肾纳气，方愈。

病久形瘦，若长肌肉，须从内眦眼下胞处长起，盖此处，属阳明胃，胃主肌肉故也，眼胞上属脾，下属胃。

补中益气汤　治内伤发热，头痛，遍身骨节痛，无汗，脉大无力。

症类伤寒，脉大无力，则属内伤。

人参一钱　白术一钱　当归一钱　炙草五分　陈皮五分　升麻柴胡各四分　羌活一钱　姜　枣

煎，宜服四五剂不换，恐药力未及，不拘诸病，但见潮热，便宜补中，正气回，诸病皆退，汗至足，自愈。

保元汤　治余热不退，兼泄泻，烦躁，左脉沉细虚，右浮大数，先服补中四五剂，不愈，服此。

人参一钱,烦躁加倍　黄芪一钱　炙草六分　白术一钱　陈皮五分　姜　枣

煎服。正气足，邪气自退。

身热喜近衣，大寒在内也，加附子六七分回阳,温能除大热也，余热不尽，口干不渴，用黄芪当归汤，加甘草七分，见白虎则死。

内伤因前，前①药不得法，二三月潮热不退，腹满嗳气，不思饮食，保元加附子、肉桂、干姜、吴茱萸、荜茇。

人参一钱　泔芪七分　干姜七分　肉桂五分　吴萸五分　荜茇五分　炙草五分　附子一钱　白术一钱　陈皮五分

———————

① 前：疑衍。

水煎，热服，非腹满嗳气，不可用，最宜斟酌。

一人内伤太过，后发潮热，喘嗽声不出，或欲吐，然精不减，左三脉初按带缓，渐按渐不清，右肺浮弦，按之有力，直出鱼际，脾脉沉细且带滑，命门不清，煎方。

前胡　白术　茯苓　半夏一钱　人参二钱　旋覆花　甘草五分枳实二分　厚朴　干姜三分　泽泻　陈皮七分　生姜三片

十帖后，用补脾益肺汤。

人参　白术　赤茯　半夏曲　薏仁　山药炒　白芍各一钱苍术二分　陈皮　益智各五分　甘草四分　炙草一分　五味三分

如小便赤，加泽泻五六分；身热，加升麻、干葛三分；饮食不消，加神曲七分；脐下觉有火起，加黄柏酒炒，二分；口渴，加麦冬七分；汗多，加蜜芪七分。

膏子药

白术四两　薏仁炒　人参二两　甘草　五味一两　半夏一两　生姜一两五钱，同捣烂　炒诃子肉面煨，三钱　紫菀酒洗　黑姜三钱　白茯三两

上药，用水三大碗，煎至大半碗，又用水二碗，煎至小半碗，去滓，将三汁和匀，慢火熬成膏，熟蜜四两收起，食远，每服三四茶匙，白汤过口。

病后余热，虚不眠，归脾汤。

人参　黄芪　白术　当归各一钱　炙草五分　远志七分　茯神杏仁各一钱　龙眼肉　木香各五分

恍惚，加石菖蒲三分；口干，极烦躁，人参、黄芪、当归、甘草、麦冬、五味子，名生脉散。

似疟，一日一次，来则身胀，要搥打者，属脾虚不足，亦六君子汤。食嗳加神曲、人参、白术、当归各一钱，泻去、黄芪酒

炒，七分、茯苓七分、炙草五分、白芍七分、陈皮五分、柴胡五分，自汗去之、半夏八分。肺吐清痰，去黄芪，加五味子五分、肉桂五分。

久病嗽，作虚治。恶心，加干姜；骨蒸，加知母，姜水，煎。

日久，大便结燥，饮食少进，虽十日不解，无足虑也，宜十全大补汤。

人参　黄芪　当归　白术　白芍各一钱　茯苓　生地各八分
炙草　川芎　肉桂各五分

姜、枣煎。

虚损内伤，调理去芎、地；泻，减归；寒，加附子。百帖，无害。

调理，无过参苓白术散。腹痛，加木香；饱闷，加砂仁；便燥，加当归一钱；嘈杂，加陈皮五分、黄连三厘；胁痛，加酒炒白芍一钱。

丸药，十全大补丸，或脾胃虚弱，参苓白术散，加木香、砂仁，米糊丸。

凡内伤症候，日久不愈，浑身热甚，大便结燥，脉洪大有力，六味地黄汤。

熟地一钱　山萸五分　泽泻五分　丹皮五分　白茯五分　山药一钱　肉桂三分

小便不利，加牛膝五分三帖愈，神效。

身热便燥，若初起，脉大无力，宜补中；日久，则阳陷阴绝，阴火益炽，非六味汤不能退火，加桂，则水温而不寒，火可退而不寒中。

内伤，若脉短数，紧数，细数，无至数者，死。

内伤，用补中益气，三五帖，而汗不至足者，难治，或五帖后，遍身疼痛者亦难治。

内伤发热头痛，六日后或泄泻，自汗至颈而还，此病可治。最怕身痛，硬胀。

汗不至足，阳气不能下达也。遍身痛，阳虚不行也，身硬胀，阳将绝也。

内伤，身无大热，头不甚痛，胸膈饱闷，大便不通，庸医，下之而闭。闭而复下，下而不愈，阳已将去。或遍身疼痛，自不能转动，腹胀，内中积血，虽神气清爽，饮食可进，亦不能治。

气虚作胀，用补中益气汤，加和中散，庶几可活。若脉有力者，亦不治。脉有力，胃气绝，纯是邪火。

胸膈饱闷，胃气不能上升；便闭，胃气不能传送；阳气去，不荣于身，故痛不能动；元气归根，虽暂尔生色，颠沛立至。

尽有因腹胀而又下之者，以致血块乱行而死，医解之曰：此瘀血证也。谁知其从前误下，而为此积血，反云：原有之血，岂能解吝乎？

内伤症候，必口不知谷味，用药，寒固不可多，热亦不可久，但宜温补。病愈后，参苓白术散，佳。用八珍汤，调养之。

病有一月后，痰火不退者，不必理痰，脾胃上治之，方保无虞。身热不必理热，保元、生脉、补中益气。桂附，甘温，除大热，圣人之言也。不但二者，诸病，皆理脾调元，最系紧关。

凡起病为脾胃十有八九。脾病四肢不能为用，倦怠乏力，口不知味，四肢热如火烧，或身无大热，冷汗自出，四君、保元加附子；或溏泄，呕吐，自汗，脉微细无力，四君加姜、附、二陈，煨生姜，急宜理脾。虽有杂病，无忧矣。

虚损潮热，升阳散火汤，后用大补。或每日，一寒一热，宜用益气汤，重炙甘草、黄芪，甘温除大热。或脉细数极大，其病将危，五服不愈，难治。

但病中有见脾胃现形，其原起于脾胃，或寒或热，只从脾胃上治，诸病自退。

内伤发热，喜盖被，或热而汗，汗而热，补中加减可也。

内伤咳嗽，系脾胃亏损，中气大虚，脾虚土不能生金，脾虚肺亦虚，邪气上实下虚，故咳嗽，久而不止。左三脉洪大数，右三脉弦大数，举之有余，按之不足，右关更甚，病名曰：格。格者，阳气上升，不能下达。东垣云：数脉无火，无阳气。邪气不杀谷，饮食停滞，胃中痰饮积于胸，故咳嗽，久而不止。久之恐腹饱，痰喘作。最宜温补下焦，使火生土，土生金，金气下达，而腹中痞满可除也。先用温肺清痰汤二剂，胃与小腹及脐，俱觉阳气得以下达。再一剂，腹中饱闷觉甚，咳嗽倍加。又一剂，内加石膏，脉数渐退，饮食无味亦渐减，后用健脾化滞止嗽，久服而效。最宜饮食清淡，寡思虑，戒怒气，则胃能生发，脾能转输，胸前之食积、停痰渐消，咳嗽渐愈矣，温肺消痰止嗽汤。

人参　半夏　赤芍　赤茯各一钱　生草三分　炙草三分　五味吴萸炒，十一粒　旋覆花　肉桂　干葛五分　木香　细辛酒炒，二分黑姜三分　生姜三片

水煎，食远服。

如伤风咳嗽，去旋覆花、细辛、木香，加人参一钱、柴胡五分、泽泻五分；寒甚加肉桂五分。

健脾消积化气汤，此方亦可常服。

旋覆花　陈红各五分　前胡　半夏姜汁炒，各一钱　枳壳麸炒，

二分　厚朴姜汁，炒　生草三分　炙草五分　赤茯苓　桂　芍七分

三四帖，即服。

人参一钱　五味子　吴茱萸炒，十一粒　生姜三片

煎，温服。

内伤作外感医，即不死，必变成痨病，内伤、外感，自有明辨。杂病，寒热间作而不齐；伤寒，寒热齐作而不间。或发热头痛，热后自汗至颈而还，宜补中三剂而愈，或五帖而止。莫因一二服不愈，便换他药，恐药力未至也。

内伤，其病多端，或发热，头痛，恶寒，或表药无汗，宜补中加羌活、防风。或每日发热，热尽而汗，宜补中正方，莫加；或胁痛，泄泻，变症无常，皆是内伤。

外感但有汗便愈，不比内伤，每日一次，状如疟疾，用补中小愈，但宜保养。有食、色、劳三事复发，照常加减治之。其症必腹中不和，口不知谷味。

内伤发热，热尽而汗出，恶寒，寒尽复热，汗出如水，汗尽而热，热尽而汗，症无休息，头痛之极，大小便不利，又无内胀，此是干涸，不治。或腹中不和，懊憹不快，热而无汗，头痛，服补中益气汤不愈，谨防变痨。虽不死，三五个月，方好。

内伤寒热、汗间作头痛，非比伤寒两感，亦是气血两虚，一怕头痛极，二怕二便不长不利，三怕绝谷泻利，谓之三脏结，不治。里寒，宜补可治。

补中益气汤，治杂病最无敌，脉无力，四至不数，正方服三五帖，自愈。如不愈者，虚损也，宜用保元加归、芍；发热，畏寒，加肉桂、附子，甘温除大热也；泻，去当归；烦躁，口干，津不到咽，非渴，切忌白虎，乃血虚，宜保元汤加当归、

灯心、淡竹叶、麦冬；不眠，加枣仁一二钱；口渴，小便赤，人参二钱，煎汤，调益元散；倘阳虚，被汗发泄在外，而不归本，加浮小麦、牡蛎，或棉花子炒焦，煎汤吃；心神不安加安神丸，如不效，加木瓜，使阳气内复；疟母，加知母、鳖甲，更加附子、吴萸，贴足心引之；小便不利，加牛膝；大便不利，加麻仁。

里实，六味地黄汤加车前，虽危，其中可救。泄泻脉大，补中汤、保元汤加白术、附子；或嗽痰，不必治。或脉中细数无力不清，四君、保元加木瓜，呕吐加陈皮、半夏、煨姜。自伤寒外，不可过用攻邪药，恐元气不能胜，宜缓治。候气血将转，随其性而治之，万无一失。

内伤见大便秘者，补中汤加苏梗、杏仁各一钱，小便不利加牛膝，汗多加芍药，用过神效，有汗减升麻加芍药，口干加干葛、五味。或久病而热不退，气短促，保元加附子、肉桂，烦躁加归、芍、麦冬、五味。

久热气促，虚阳上达，保元、桂、附，补而引之归原。

凡内伤愈后，不过调理脾胃为主。脉大，若大便秘结，寒热不退，六味地黄汤加麦冬、肉桂、麻仁效，三帖而愈。大便秘结，不问虚实寒热，用朴硝三钱、蜜一杯，茶汤服调，效。内伤，内无大粪，不思大解，切不可下，用补中汤，须七八日，亦不求食，不满腹，亦常事耳。

大便着而不去，气虚，了而不了，血虚。

凡用补中汤，如大便泻，重用白术，去当归，少用陈皮，恐其泄气。

如大便闭涩，重用当归，少用白术。如燥结不和，加苏梗、杏仁二味。

凡内伤，必用补中汤；或中气虚寒，觉腹中痛，理中汤；气郁不疏，或微胀气滞，调中益气汤；心神不安，恍惚，出汗，归脾汤。此必用之药也。

凡用补中汤，必用归脾汤引血；归脾汤，必用参苓白术散，使气下达。

凡用人参、白术、黄芪，必加升麻、柴胡，而热可退，热甚加附子，有寒加肉桂。用干姜、白术、附子治里虚，必加茯苓利其湿热。

凡服补中益气汤，病热已退，柴胡、升麻不必入。若大便燥结，小便不利，此名清气下陷，补中汤虽数十剂无妨。

内伤热不退，神曲宜用。如疟疾三月后，柴胡，恐虚其表，不若用神曲，最稳，用神曲、甘草，宜重用些。

内伤发热，潮热恶寒，气血两虚也，如作外感有余治，速死之矣。

内伤伤寒，不可骤用补中汤，先以八珍汤去熟地，加羌活、防风。见症加减，候病少愈，以补中汤调理。

伤寒三五日不愈者，的系内伤，遂用补中汤，如过服寒凉药，加附子。

治伤寒，须识内伤。医内伤，必防外感。外感伤寒，俱从正治，内伤初起，用八珍汤去熟地加麻黄，或加干葛、紫苏、防风、羌活，随时加减。

夏月五苓散发表热服，达下，水调服。吐，先服五苓散，后以热汤探吐，过三五日不愈，服补中数帖，汗出而愈。

凡内伤，调理脾胃，必用羌活，散其肝邪，凡有表证，俱属里虚。

凡真内伤，若服竹叶石膏汤，须防失血，二十日必见。服黄柏等药，须防呕吐泄泻，一二日必见。

凡服补中汤见症，上焦并两胁有病，俱是风热郁火，必加疏风散火之药，惟中焦、下焦有病，干姜、肉桂可重用之。

凡有内伤、泄泻、疟痢等症，但有恶寒、发热、头痛一二症，此太阳经病也，于正药内加羌活、防风，散其表邪后，专治本病；口渴，燥热，阳明；往来寒热，口苦，少阳；腹满，自利，太阴；口干，舌燥，少阴；舌卷，囊缩，厥阴；倘不随其兼症，于正药加一二味，轻重调之，其本病何能愈？

内伤表热未退，理中、干姜之味，切忌用之。恐里气一固，表邪难散。惟初见症，有腹痛之疾，先用干姜等温中，后以解表。半夏豁痰，初若用之，温热下流，熏蒸难及，切宜忌之。

凡内伤有见症者，就宜加见症药，惟有痰不必加，正气复而痰自消。

凡内伤，初用益气汤，不可用麻黄，恐引入阳明。肉桂血药，亦不宜用。升麻、干葛，阳明经风热可用。紫苏宽胸，发散肝邪。薄荷有发无收，夏月表实宜用之，余三时不宜。

病症多端，俱属内伤，有似十二经皆病者，俱从脾胃上调理，如表虚里实，里实表虚，用药止二三十帖，若自汗，发热，表里俱虚，用药须要寒不甚寒，热不甚热，非百帖不能愈。

内伤，表热已解，湿热留于上焦者，于调理元气内加茯苓、半夏，清痰利湿。留于中焦者，于参苓白术散加木香、砂仁，导湿实脾。

内伤有泄泻，呕吐，腹胀，疼痛，咳嗽，清痰涕，四君加和中散，无不效。

外感，酸则补肝；内伤，酸则泻肝。盖酸苦涌泄为阴，外感风寒是为有余，泄去热邪，肝血自和，所谓补也。内伤阳气下陷，病为不足，反用酸泄，岂非伤而又伤乎？

内伤，大便月余不通，亦不欲出，饮食百余碗皆化，以五脏六腑悉皆燥火，水谷被火烁而消化，直待久之谷气渐旺，邪火渐衰，始成糟粕，须至作胀欲出而不能，方可润大肠，以下之。

一小儿久热不退，一日三次发热，热后微汗，汗后又热，昼夜不息，气短促，妄用他药，皆不效，看得久病脾虚，保元加白茯苓、白术，三帖愈。

一人患内伤，服补中汤加黄柏，神昏不清，视之，知其有黄柏，则阳气不能透头，必纯用温中助阳之剂，而后可，即以原方去黄柏加胡椒三钱、附子，五帖病退，后吐泻大作，四逆汤二帖，痊愈。

一人内伤热极，舌周围黑，舌心红，先用滑石二两研末，甘草二两煎汤二碗，再入冷水二三碗服，遂大便而热退，后用补中加附子，五帖愈。

内伤之热宜补中汤，然势已甚，故先折之，而后补之。

一人内伤，以竹叶石膏汤连服二帖，口鼻失血，即以补中汤加附子二帖，病退。半月后，反又以前药加附子、人参三钱不效，再加附子三钱，痊愈。

一小儿脾胃弱手热，乃心火乘脾，脾阴不足，用白术四两、白芍二两、甘草一两、生姜一两，同捣，水煮熟，焙干，研末，神曲糊丸，午前，清饭汤下。

一人患内伤将十日，噎逆，胃气虚寒，用柿蒂酒炒、丁香、甘草、干姜各三分、桂、芍七分、半夏一钱、良姜、人参各五分、五味七粒，姜水煎服。

一人先患肠风，脉豁大，用补中十剂，头反重昏昧，又用滋阴降火，遗精身热，后发疟三个月，天庭作胀，又用凉药间吃柿饼一斤，服药不效，形脱，小腹坚硬一块，大便少，小便短，常服润肠丸，救一日之苦。看得，身无热，脾脉散大，后用四君重加姜、桂，三帖得微汗，再灸气海，后服人参、茯苓、莲子、牛膝、当归、白芍而愈，渐加肉桂。

脾虚下陷，未成燥火，宜补中升提之，已成燥火者，升之则虚火上炎，故头重，昏昧，宜单固中气，引火归原。

虚损

火与元气，势不两立，一胜则一负，何也？元气藏于一肾之中，静则为水，动则为火。肾者，肝之母也，元气足，则肝子以承乎心主，神明出焉，化生万物，而生生不息。房劳辛苦之人，又兼七情六欲所伤，元气不足，心神失养，相火抗拒而不生，则脾土有亏矣。脾土有伤，金气不足，不得平肝木；金气不足，则水无生，是亢则害，使万物无以滋养，诸臣皆失政令，无所禀命，相火不期然①而然②矣。水火无以制之，则死，其中有救，胃气不绝，用药力以养脾胃，尽人事，以待天年，生脉散用参、芪，兼滋生之药以佐之，或保元汤亦可。但见潮热，宜补中益气汤无加。火炽宜发，宜升阳散火汤，犹枯木逢春之意，不然则五火相煽，不治矣。虚而不泻，宜血分中补气，保元加滋阴。若泻发困热，宜气分中补血，保元、四君加芍药、炒松花。如自汗乃阳虚，宜加附子。内似火烁，胸中割痛，用白术一钱、黄连一分、陈皮二分、神曲为丸，临卧，津咽三十丸，

①　然：《慎斋遗书》作"燃"。
②　然：《慎斋遗书》作"燃"。

三日愈，则止。因亢拒而不至也。久泻伤肾，用保元兼四神丸，或腹胀和中散兼补中。脉见平和，而病不愈，乃药力未至，不可改换。倘不愈，又脉见细数、紧数，皆邪脉变异。倘兼呕吐，不祥之兆也。又口失滋味，不思饮食，不可看作胃绝，是内有虚火，当滋生元气，若用燥剂，以火投火，而心失其所养，则上无以益下，下无以奉上，五脏空扰，反用燥剂，不死而何？

凡虚损之病，命门火旺，肾水不足，阳明化燥火，肝气即胃气，故肝火亦旺，水燥土干，心火炎上，金无养，水无生。五火交炽之时，若用黄柏、知母，滋阴降火，是谓干锅炼红，倾一杯之水，激助火势立地碎裂矣，可畏哉。若脉带缓，是胃未绝，犹可调治，用君子加山药，引入脾经，单补脾阴。再随所兼之症，而治之。俟脾气旺，土生金，金旺而木自平，金生水，水升而火自降矣。此合三之治也。若脉见紧数、短数、细数者，断不可治。

万物赖脾胃而生，脾胃四季皆扰，常有不足。伤寒言阳明有余，因火邪郁于胃中，故泻胃中之火耳。若脾胃一伤，则九窍不通，诸病生焉。治病不愈，必寻到脾胃之中，庶无一失。

虚损病久，皆是伤脾，则肺先受之，肺病不能管摄一身，脾病则四肢不能为用，谨养胃气，胃非善食之谓，要有发生之气，以养万物生化之源，无危。人知脾胃喜燥，不可以燥药治之，名曰治养者，保元气为主，以温随之。火起者乃血虚，阴从阳生，十全大补汤，再随病症而为之。但从前疟、痢、吐泻而来，纵有变症，只从脾胃治，保元兼温肺，不用血药。虽有杂症，火起不必去火，有痰不必治痰，宜参苓白术散加减。吐，加干姜；腰痛，腹痛，益智、吴萸少许，腹中痛胀，亦宜；胃不思饮食，加砂仁、木香；嗳气，神曲；腹胀，和中散，加六君子。久病，以火为主，火为养命之源，病急宜缓，攻则离散，书曰：大毒治病，十去一二；中毒治病，十去五六；无毒治病，十去八九。

虚损由内伤而起，先因饮食不节劳碌所伤。房劳辛苦之人，始得内伤之症，与外感相似，外感头痛，发热，恶寒，其脉浮紧，有力，宜汗解而愈。从表入里，脉洪大，大便燥，宜和解通利之。内伤亦头痛，发热恶寒，其脉紧数无力，宜补中益气汤加羌活、防风。不表之表，仍用发表，汗至颈而还，一日一次，似疟又似痢，作痢治之，更加发热。但伤寒脉洪大有力，内伤豁大似洪而无力，亦大便结燥，仍用清凉、汗下、解利之剂，大伤脾胃，则肺已亏矣。咳嗽，吐痰，或吐红痰，又作阴虚火动治之，脾土益伤，杂病多端，潮热似疟吐红，皆因脾虚不统，故也。

火盛脾阴不足，血枯之症，滋阴不宜，宜救阴可也。阴从阳生，阳从阴长之义，用人参、白术、莲子、五味、甘草、白茯。恶心加干姜，不思饮食加砂仁，胸中气滞加陈皮。泄泻不宜汗多加白术、黄芪，恶寒加肉桂，吐红不宜泄泻，而诸药不愈，胃虚难受药者，陈火肉骨灰、锅心锅焦_{共三分}、炒松花_{一分}，米糊丸，人参看虚实用之，煎汤送下，六七十丸。

外感内伤，全在脉上，有力无力辨之，此方，活人多矣。

一妇六月疟疾，当时儿亡兼痛郁，十二月生大毒，正月望后，伤风甚重，目下身上消瘦，有时极盛，有时略可，心上不好过，少睡便惊觉，上膈不宽，晚不要睡便气饱，气饱则面浮，正月起病，原泻，五月转干结，六月二十二三，一日泻三次，腰腹一痛便里急后重，目下便时泻，扶坐不起，一起便眩晕，即眠了亦然，左掀边有一小根跳动，又有一大根撑上来，饮食不下，人参补中汤。

人参　白茯各一钱　苍术　白术　陈皮略去白　黄芪泔水炒
故脂五分　生草三分　炙草三分　桂芍　半夏曲炒　杜仲姜汁炒，
七分　干姜　干葛二分　生姜　大枣

水煎，食前服。

如头晕不止，加天麻二分；如不睡，加枣仁炒，一钱。

一人四月伤寒起至十一月，仍是清痰，降火。身热，不作
肺虚，作风寒，以致恶心，时或吐，六脉紧数，将成虚损，大
补中汤。

人参一钱五分　白术　茯苓一钱　甘草　陈皮　干姜　藿香
五分　附子　五味　神曲三分　砂仁二分　姜　枣

煎。

一人每夜头汗至胸而还，此阳虚不能上升，盖地气上为云，
则天气下为雨。阳升一分，阴降一分，阳升于巅，阴降于足，
汗不至足，阳气不透头也，用补中益气汤，加黄柏、木瓜。

一人遇夜，项颈强硬，喉痛舌干，吐痰至天晓而愈，此亦
阳虚不能上达也。夜间阳气下潜于丹田，上焦阳气不足，故阴
火炽于上诸病生焉，至晓，阳气从丹田上升于头，阳升阴降，
故病愈，治用补中益气汤。

痨①病

身热，便燥，口干，四物加黄柏、知母，自汗潮热，不宜，
或用沙参。

---

① 痨：《慎斋遗书》中此节均作"劳"。

四物汤加黄柏、知母，因骨蒸痨热，阴虚火动，难以施治，不得已而用之。久服，必患泄泻，潮热喘促而亡。

潮热自汗，寒热往来不定，六味地黄丸加人参、黑干姜，可服十数帖，治阴虚火动。

生地　丹皮[①]　五味　黄柏童便浸，晒干，炒　枸杞子　白茯苓　牛膝

炼蜜丸。

痨病，定无汗，多泄泻之症。

痨瘵，退热，青蒿十斤取自然汁，熬一分，加猪胆汁七个，熬膏，入甘草末为丸，或膏，俱米饮下。

虚痨痰[②]火

梨汁一斤　胡桃肉一斤为末　牙茶五两　淮生地六钱　当归六钱

为末，鸡子清一个勿下，熬至滴水成珠，入鸡子清，磁器盛，封口，不可出气，冷水浸去火毒，每日清晨服一匙，或洗面水，亦可。

建中汤　治脏腑虚损，身体消瘦，渐热，此药大能生气血，退虚热。

前胡去芦　细辛　当归　白芍　人参　桂心　橘红　麦冬　黄芪　茯苓　甘草各一钱　半夏炮七次，七分　姜三片　枣一[③]枚

不拘时服。

地仙散　治骨蒸肌热，虚痨烦躁。

---

① 皮：原作"地"，据中药改为"皮"。

② 痰：《慎斋遗书》作"欲"。

③ 一：《慎斋遗书》作"二"。

地骨皮　防风各一两　薄荷一钱五分　甘草二钱五分

为细末，每服三钱，食后①，生姜竹叶汤服。

草熬膏为丸，梧子大，每服三四十丸，空心，温酒送下，以干物压之。

加减黄芪建中汤　治男妇，五劳七伤，骨蒸，试用，神效。

黄芪一两②　秦艽　防风　北柴胡　当归③　熟地　炙草
地骨皮　肉豆蔻煨　砂仁　槟榔各五钱　猪苓四钱　白茯苓　桔
梗　白术各三钱　人参一钱五分

为粗末，每服三钱，水一盏，煎七分，不拘时，服。

老人，加黄芪一两或为末，蜜糖调服，麦冬汤亦佳。

取痨虫法　治心中烦热，惟欲露体，覆之即闷，惊悸心忪，面无颜色，忘前失后，妇人患血风气者，多成此症，乃是心蒸之状④。

青蒿一小握　葱白各截做一寸许长，七根　生蓝叶七片　苦楝根白皮七寸

童便一碗半，煎取一半，去渣，入安息香一钱、苏和香一钱、阿胶一钱再煎，去渣，以清水调。

朱砂　雄黄　擂丸　枯矾　硫黄末各五钱　鸡心槟榔末一钱
五分　麝香一分

五更初，空心，进一服，五更五点，进一服，午时前后，取虫，净桶盛，急入油铫内煮，仍倾油虫瓶内，扎口，埋之深山。

---

① 后：《慎斋遗书》作"前"。

② 一两：《慎斋遗书》作"一两二钱"。

③ 当归：《慎斋遗书》当归后有"白芍"。

④ 此主症《慎斋遗书》中为"麦冬汤"主治。

再生丹　治痨症，黄瘦虚损，诸药不能治者，此药大效。

八角茴香盐炒　小茴香盐炒　麦冬　茯神　防风　地骨皮各三①两　远志　人参　龙齿　羚羊角屑　炙甘草　石膏各二②两紫石英一两　每服三钱上咬咀，每服三钱　枣一枚　水一盏半

煎七分，食前，温服，未瘥再服，以瘥为度，甚益心力，吐红者，服之更效。

一方　人参　甘草各五钱　薄荷叶一两

秦艽鳖甲散　治气血劳伤，四肢倦怠，面黄肌瘦，骨节烦痛，盗汗潮热，咳嗽气喘。

秦艽　鳖甲去裙边，醋炙　天仙藤　青皮　贝母　小柴胡前胡　白芷　陈皮　干葛　甘草各一钱　肉桂五分　羌活五分　姜三片

参芪散　治咳嗽吐痰，声哑，潮热盗汗。

人参　北五味　柴胡　杏仁　防风　羌活　款冬　桑皮各五分　白茯　黄芪　紫菀　当归　川芎　半夏　贝母　枳壳　秦艽　桔梗　甘草各八分　鳖甲三钱③　生姜三片　大枣二枚

阿胶丸　治痨病，咳嗽血，唾血。

阿胶蛤粉炒　生地　卷柏叶　山药　薄荷各一两　柏子仁另研麦冬　人参　防风各五钱④

上药为细末，炼蜜丸弹子大，每服一丸，于食后细嚼，浓煎麦冬汤，送下亦可，加大蓟根。

清骨散　治男女人，五心烦热，欲成痨瘵。

---

① 三：《慎斋遗书》作"二"。

② 二：《慎斋遗书》作"三"。

③ 三钱：原缺，据《慎斋遗书》补。

④ 钱：《慎斋遗书》作"分"。

北柴胡　生地各二钱　熟地　人参　赤茯　防风　秦艽各一钱
薄荷七分　胡黄连五分

五枝散　取痨虫，传尸。

桃枝　李枝　梅枝　桑枝　石榴枝各取小枝七茎长三寸并为末
川山甲炒　全蝎炒　通草以上各一两　沉香八钱五分　木香　槟榔
灯草各五钱　红花二钱五分

上药为细末，甘畏药者，去紫石英①。

桑椹膏　治骨蒸劳热。

桑椹子黑大者，不拘多少，取汁入苍术内，共熬，去苍术
渣，成膏。如肾气虚，加枸杞子四两，研末，肺虚用人参一两研末。
共和一处，用之。

虚损痨症辨

凡虚损，起于脾；痨瘵，起于肾，二者，何啻天壤？

虚损，蒸蒸发热，自汗，自热，按至皮肤间甚热，不能饮
食而肥。脉豁大，或有力，或重按无力，不清。

痨病骨蒸，按至皮肤不热，按至筋骨乃热。多食而瘦，惟
脉紧数。

虚损转潮热，泄泻，脉短数者，不治。

痨病转阴虚火动，喉痛，脉细数者，不治。

虚损潮热，多起于内伤。

痨病，阴虚火动，多起于伤风，似疟。

见症各异，治法迥别，调虚损，补中益气汤、八珍汤、十

---

① 紫石英：与前文不符，疑误。

全大补汤、四君子汤、理中汤、参苓白术散之类，丸药亦在此方调用，补阴药大忌。

调理瘵病，六味地黄丸、八珍汤加黄柏、知母，痰嗽加贝母、麦冬、天冬、紫菀，随症加减，香燥药切忌。

潮热

虚损潮热，宜升阳散火汤，后用大补。或日日发潮，一寒一热，宜用益气汤，重用黄芪、炙草，甘温除大热。或脉细数极大，其病将危，五服不愈，治亦难矣。但病中有见脾胃现形，原多起于脾胃，或寒或热，只从脾胃上医，诸病自退。

久病，潮热不退，初病可用补中益气汤，三月后不可用，可用熟地丸，则肾气纳而潮热退。

凡病潮热，气血两虚，补中益气汤。

泔芪—钱　白术—钱　人参渴，再加五分，五分

如热难退，甘草生熟重用之。初发时，甘草重用，当归少用，发散风药一味不可加，调理八珍汤、十全大补汤，或为丸。

一病遇夏时，夜则身热，寅卯二时便退，大便或溏，或如常，用参苓白术散。嘈杂加黄连少许，不嘈杂去黄连，加白芍。

此脾胃中有湿热，夜则身热者，卫气昼行于阳，夜行于阴，三阴之脉布腹中，阳气与湿热相合，故发热。便溏者，湿也。发于夏者，湿热之令助本病也，参苓白术散和中利湿，白芍补脾阴。

一妇潮热，泄泻，恶寒，小便解时寒战，用补中益气汤、

干姜、五味子，小便解时寒战，太阳经阳气不足，用补中去潮热恶寒，姜、味止泻。

一人脉弦数余热，归脾汤，胸膈饱加砂仁、神曲。

一妇发潮热，腹中不和，饮食难消，泄泻，八珍汤去地黄，加山药、芡实、杜仲、萆薢、秦艽。痛止腹中和，去秦艽、白芍，加牛膝。

一妇潮热，夜发。

四君各五分　当归一钱　川芎六分　白芍一钱　沙参五分　山药六分　薏仁一钱　姜　枣

潮热夜来，阴不胜阳也。血药多与气药，气亦从血化矣，三物皆凉，而去热。

一小儿久热不退，一日三次发热，热后微汗，汗后又热，昼夜不息，气短促。诸病，妄用凉药，不效。此久病脾虚，用保元、白术、茯苓，三帖而愈①。

脾为至阴，乃滋润之气也，皆化而为津液，此气一虚，化而为火。

一痨病潮热，过用寒凉，以致自汗泄泻者，不治。但有一分胃气，有根，可用四君子。

山药　莲子　沙参　五味　百合　紫菀。

再若不存，泄泻，喉痛，喘促，不治。

如潮热，自汗，血气往来未定，六味地黄丸加人参、黑干姜，多服数帖。

往来未定者，火气燔灼也。自汗，阳虚于外。泄泻，阳虚于内。

---

① 一小儿久热不退……三帖而愈：与前文"内伤心法"中内容相同。

喘

一人每日早晨，喘极无奈，自汗，此中气不足，用补中益气加附子一钱、干姜、五味，三五帖而安。

补中汤加附止自汗，姜、味敛肺定喘。

凡早晨喘者，属阳虚，重阳，补下焦元气；肺气不足，则不能降下，故上逆而喘；早晨，胃中宿食消尽，肺少所禀，故益虚。

一人久病，脉常带代，喘嗽，亦用补中汤而安。盖内伤延久不愈，皆因脾气不足，欠疏畅故耳。用补中胃气一升，天降霖雨而滋生元气，何病不愈？凡病，错用补法，解之犹易，错用寒凉太过伤胃，以伐生生之气，多致不救。

一人久患痰喘咳嗽，下肠风。

人参五分　白术五分　茯苓七分　生草五分　半夏一钱　五味五分　百合二分　薏仁一钱　枳壳二分

嗽不止，加紫菀一钱，姜、枣，煎服。

肠风，用厚朴丸，此胃中湿热，上为喘嗽，下为肠风，故不用姜、桂。

一妇痰喘咳嗽，连声不绝，饮食少进，众医皆以为有孕。脉俱浮起，似于豁，阴虚而阳无所附也。有孕，六脉洪大，左尺带滑，或脉俱平和，惟尺脉洪大。此乃阴虚火起，脾肺俱虚，宜理脾敛肺，痰不治自愈，四君子加桂、味。

白术五分　人参七分　茯苓七分　甘草五分　五味三分　肉桂四分　当归一钱　白芍七分　生姜三片

水煎，乘热服。三帖后，去肉桂，加砂仁三分而愈。

此痰喘，因肾水泛上，有五味子入肾，肉桂引起以脾土克之。

饮食少进故用四君，桂、味温肺下行，归、芍养阴，使阳有所附，亦所以敛浮豁之脉。

一妇八十二岁，遍身肿胀，痰喘，此脾虚肾水泛上故也，只补脾为主，倘脾气未弱而作喘者，宜温肺加葶苈，用六君子汤加神曲。

人参五分　白术一钱　甘草五分　神曲五分　半夏五分　陈皮五分　茯苓一钱

不治喘，不治肿，单补脾气，老人气弱故也。葶苈，利水消肿，脾气未弱者，方可用。

一人喘病，服清气化痰，诸药不效，此中气虚寒，阳不上升，浊气不降故也，此药神效。

人参一钱　干姜一钱　白术一钱　炙草一钱　芍药一钱　五味五分

无汗加麻黄，有汗加肉桂。补中益气汤加附子，亦效。

一妇四季发喘，常喜吃冷水，欲饮而不敢饮，遍身作胀，胸中饱闷，医作痰火治之，又用参苏饮，大便燥，嗽而呕。二年后，请予治，曰：久嗽，非肺实乃肺虚也。用四君子汤加半夏、五味、芍药、杏仁、干姜、肉桂、麻黄、枳壳而愈，日后再发，此方治之如神。

阳气下陷，阴火上升，热伤元气，肺气不足，故胸满而喘，若认作有余之火，用桑白皮等泻之，是益虚肺气也。大法云：下之即死，此之谓也。

一小儿十月患痢疾，半月得愈。后发喘咳嗽，声哑，口中臭甚，头汗出如水，嗽声不出，无奈，满地滚跌，欲死。众医俱作火证治之。如此七月不愈。予看，痢后头汗，阳不发越，此久病无阳，脾虚生痰，不统故耳，用白术四两、茯苓二两、半夏七钱，炮制七次、甘草五分、姜汁二杯，熬成膏。加白糖三两噙化，半月诸病减半，一月而痊。大凡病要调理脾胃，东垣补肾不若补脾，乃至言也。

脾虚则津液成痰，发喘咳嗽，痰气上壅也；声哑，脾气不升，肺虚也；口臭，浊气不降，湿热郁也；头汗，阳不下降也。重用白术补脾，茯苓利湿，微用半夏去痰。以上喘证，俱用白术。

一人素有哮喘病，每发不可睡，六脉俱洪大。

人参　半夏各一钱　生草一分　炙草三分　五味十一粒　白茯　山药各七分　陈皮盐水制，炒，五分　黑姜二分　杜仲盐水，姜汁，各制四分　益智研，四分　姜三片

水煎。

丸方

陈皮四两　盐一钱　煮甘草　淮生地酒煮烂　山药炒　白茯各二两　益智　人参　归身各一两　肉桂五钱　杜仲盐水，姜汁，各制二两

入姜汁半酒杯和匀，丸梧子大。空心，白汤下，六七十丸。

一人五脏受寒起，发为喘证，每遇寒便发甚重，此饮食伤脾，每发用温肺汤二剂。

生半夏一钱　肉桂　生草三分　干姜二分　细辛一分　枳壳五分　五味打碎，七粒　赤茯七分　生姜三片

水煎。

补脾消痰汤

白茯　白术土炒，二两　半夏　炙草一两　五味炒　肉桂三钱

共为末，每服一钱三分，白糖和姜汤，调服。

咳逆

嗳气属热与火，二陈汤加神曲或栀子亦可。

哕至八九声相连，收气不回者，因吐痢之后，胃中虚寒，膈间有痰，亦成此症，丁香、柿蒂二味，煎汤服之亦可。

一人饮冷作哕，大便不通，发渴，一切诸医不效，后大便一泄而亡。哕为格阳，不便为关阴，阴阳关格，为死。

吃噎咳逆哕两别，终发声于咽喉则遂止，连续数声，短促不长。若便实，脉来有力，小承气汤。当下失下，热气入胸与肺故耳。便软，脉来无力，泻心汤，胃气冲逆故耳。

益智仁<small>三钱</small>　小茴香<small>二钱</small>　肉桂<small>四分</small>　木通<small>五分</small>　生地<small>五分</small>

脉散者，难治也，理中橘皮汤。

一人吃噎连声，脉来有力，因父子相争，怒甚，肝木受邪。予思，金能平木，用铁二斤烧红，淬水吃，效。便燥，六君子加归、芎。前方，取其金能平木，有余之症。

或有吐痢后，及病后，胃中虚寒，咳逆至八九声相连，收气不回者，宜温胃和中为主，丁香柿蒂散。

丁香　柿蒂　人参　茯苓　橘红　良姜<small>炒</small>　半夏<small>各一两</small>　生姜<small>一两</small>　炙草<small>七钱五分</small>

每服五钱，水一碗，煎七分，热服。或用此药，调苏合香丸，亦妙。见气门。

又方

生姜汁<small>半合</small>

入蜜二匙同煎，令热不拘时，温服，如此三五次，立效。又哕，欲死者服之，立效。

半夏生姜汤

半夏六钱，汤泡^①　生姜五钱

水煎，稍热，不拘时服。

又方

雄黄二钱研末，用酒一盅，煎七分，急令嗅其热气即止，或冷，又煮热，嗅半日，待腹和热自退。

---

① 泡：原为"炮"，现改为"泡"。

卷 四

淋证

淋证作痛，系湿热，用车前、滑石、木通、栀子(各二钱)、桂心(三分)、灯心。

治湿热之法，平补气血，引而归肾。

淋热，因房劳过度，宜温肾，八珍加茯神、杜仲、枸杞(各一钱)。

若阴囊如冰冷者，补中益气加附子。

淋久则气下陷，囊冷则下焦虚寒。故补中加附引之，归肾温而升之。

淋闭，虚则补其母，清肺气而泻其火。渴而大便闭，小便赤，热在上焦气分，宜利膀胱，清心莲子饮；不渴而闭，热在下焦血分，宜滋阴，四物汤加黄柏、知母。

无阳则阴无以生，无阴则阳无以化，何能补及重阴之不足？渴燥，热在气分，宜清心。

木通　瞿麦　萹蓄　泽泻各七分　车前一钱　茯苓二钱　猪苓三钱

再不通，乃血气滞，下焦热，加黄柏一两、知母乳制，一两、肉桂一钱。共为细末，热水调，丸如梧子大，空心，白滚汤送下百丸，必然下行前阴中，下异物为验。或房劳，腰肾如坐水中，用补中益气加附子。

久病不愈，用益智、小茴、滑石，煎服，此河间法。

砂淋，小水不得出，用猪尿泡[①]一个，口头入在小竹管内，铅管好。将口气灌满，用绳扎紧尿泡，插在尿孔内，再去泡所扎绳，将所吹气力尽送在内，其尿自出，无滞。

治石淋方

土牛膝一握煎汤，入麝香半分，乳香三分服。

治血淋方

车前根叶水煎，多服。

又石淋方

破琉璃，焙干，为末，酒下，有效。

凡淋病，痛者为实，不痛者为虚。

痛者升麻葛根汤，加连翘、木通。

不痛者，用补中益气汤。

葛根汤，治初起热淋，非治虚也。

一人冬患淋证，膀胱如在水中，此人色欲太重，阳气下陷。宜用补中益气加附子，三服而愈。

诸病，皆以理推，不可拘执。

一病淋证，一二月不止，如膏样，且滑而无休息，左边有一块，脉俱涩，阳陷阴分，气血不足之症，用补中益气汤。

一病患淋，服药数剂渐愈，后以补中益气汤调理，内用甘草梢一钱、升麻一钱，加车前子一钱、瞿麦一钱。

---

① 泡：《慎斋遗书》作"胞"。

一人淋证，常带咳嗽，并痰喘，四君子加薏仁、半夏、五味、白芍、干姜、生姜，打糊为丸。

一人淋证，升麻葛根汤，加牛膝、栀子、防风、生地、木通、姜，煎。

一人小便短数，如淋病样，欲事后反觉宽些，肝脉弦紧，湿热下注于膀胱，用利药反重。

升麻四分　柴胡　黄芪　人参各七分　甘草梢五分　当归一钱
陈皮　干葛各六分　赤芍七分　麦冬　瞿麦各一钱　连翘七分　生姜三片

连服十帖后，用补中益气汤。

升麻四分　柴胡四分　黄芪　甘草　白术五分　当归一钱　陈皮　人参各五分　黄柏二分　姜　枣

煎服。

小便不通

通篇以气化为主，与医论吻合

一人小便不通，渐成中满，腹大坚硬如石，腿脚坚胀出[①]黄水，双睛突出，昼夜不眠，食不进。《素问》曰：无阴则阳不化，无阳则阴不长。用黄柏、知母为君，以肉桂为引。滚水，丸如梧子大，沸汤，服二百丸。少时，前阴火烧痛，溺如泉涌湿席成流，顾盼之间，肿胀消散。惊曰：大哉，圣人之言。小便闭塞而不渴，见燥者是也。凡诸病，上焦气分必渴，下焦血分不渴，中有湿热不渴，以此证之，无不

---

① 出：原为"共"，据《慎斋遗书》改。

了然。

一人夏月，寒热似疟，食少，服香薷饮、六和汤少愈，然热不甚除。诸医皆用寒凉，小便如糊且热，此热盛而浮，故小便如糊，气伤不化，故赤浊而热，用白术、茯苓、猪苓、泽泻、莪术各五钱、神曲五钱、木香一钱、陈皮、青皮、三棱各三钱、滑石二钱、甘草一钱五分、麦冬二钱五分。

每服四钱，灯心二十段，煎七分，食前服。一服则食进，热除便清肿退，可见诸病，当求其本。

此膀胱实热，故用溃坚、清热、渗利之剂。莪破血，棱破气。

一人年老，因房事未过，小便不利，涩痛，延至一月有余，诸药不效。予曰：此气滞血凝又兼肾虚，用土牛膝五钱捣，调酒服一碗，有物如米粒，用蟹钳取出一虫，约六七寸长，黑头红须如蛇形，病遂愈。如虫已出时勿用钳，恐虫断误事，听其自出。

一病小便不通，诸药不效。用阿荙菜、牛膝，二味煎汤，服之即通。

一人小便不利三月，用升麻五分、干葛二钱、白芍一钱、甘草七分、牛膝一钱、车前一钱五分、木通一钱、姜、枣，煎，食远服。

小便不通，阳陷于下。升麻，以提之。

一人素心思过度，房劳不节，以致肾水枯竭，小便欲去不去，微痛，心脉浮洪，左尺带涩，如刀刮竹，此心遗热于小肠，以致肾水涸干，不治，遂成阴虚火动。

人参五钱　茯苓二两　山药三两　生地酒煮极熟，二两　酸枣仁二两　龙眼肉一个为丸，空心，白汤下。

一人小便不利，腹胀，水化为血，速成中满，火在下焦故也。用细辛升少阴肾水，以降其火。然后佐以利下药，其胀可消。此河间之法。

二便不通

一人七日不食，腹胀上吐，大小便不通，口干。有医通之，复加重，用苍术、茯苓、猪苓、泽泻、枳壳、干葛、陈皮、半夏，一贴微效，加紫苏，再用当归、川芎、槟榔、枳壳、厚朴、苍术、陈皮。

十一日不食，此药效后二十日方解，饮食皆进，此有余症也。苍平胃，陈、夏和中止吐，葛调胃气止口干，余药前后分利之。

平胃散所以除腹胀，余药开大肠以通大便，便通则小便自利矣。

一人厥阴肿痛，上攻小腹，肚作胀。众医以为实热，用承气下之。又以五苓利之，遂致大小便不通。予知其病在厥阴，真寒证也，兼用药之过，阴盛隔阳所致，大便空者小便利，用干姜、肉桂各一钱、吴萸三分、升麻五分、柴胡五分、枳壳一钱，煎服，大便行，又用升麻五分、干葛、赤芍各一钱、甘草梢二分、干姜、肉桂各一钱、吴萸三分、槟榔、木通各一钱，小便通，而病愈。

温中通大便，升、柴升清阳而浊阴自降，后剂温中，利小便。

一人患前后闭塞，因忧思而起，大便闭塞微可，小便甚重，用八正散三五剂不愈，又用大承气汤微利仍闭，昼夜一次，次日大小便，但滴而不行，昼夜无奈，小便里急，滴下鲜血数点，更不愈。复请医治，用归芎汤，加枳壳、车前、牛膝，微利，不愈，又发咳嗽喘急，复诊脉，上二部沉细下四部大，此内伤不足，用补中益气，加附子、紫苏、杏仁、枳壳，三帖，大小便皆利，病去大半，服至五帖，六脉俱大，乃汗脉将至也。待大汗后，又用八珍汤去生地二帖，腹病胀满并腰痛，仍用补中益气汤加和中散，三剂而安。其理该分利为主，奈数日之后，前阴已陷，后阴又陷，阳脉数而无力，阴脉微细不足，知其中气有亏，阳陷阴分，上盛下虚，宜此而效。陷者，阳陷于阴也。

二便不通，用利药反重，由中气不足，阳气下陷，填塞下焦，故二窍不通，用利药则阳气愈陷，下窍愈塞，惟补中升阳，则下焦空虚，肺气下化，二窍自通矣。

一妇大便不利，用大承气汤随效，一二日复发，大小便皆不利，肚大，口渴，用肉桂、干姜、吴萸、紫苏、升麻、柴胡、干葛、赤芍、甘草节、猪苓、木通则小便通，加杏仁、枳壳、槟榔则大便通。

温中升阳，加前后通利药。

一妇年六十余岁，大小便同去则去，日去数次，二便俱不多，溏硬相半，右小腹凸起，手磨之则散，若去后亦散，大便或有些血，脉左手微弱而缓，关尺举按弦急，右三部微弦而缓，惟关部微弱而缓滑。

人参　茯苓各一钱　牛膝二钱　苍术五分　细甘草梢三分

又方

细茶一瓶　店酒一瓶

和匀，温服，不拘多少饮之。

二便不能独行，脾虚不能分别也，小腹凸起，脾不运也，脉弦亦脾虚，药单补脾，微利小水。

一人大便十日一解，小水短少，面上发癣，用补中益气汤，加红花、丹皮，便燥，倍加当归、黑栀子，愈。

阳气下陷，下焦化燥火。大便难，小便少，补中升阳。花、归润血而通大便。丹、栀清下焦之热，而栀又可以利小水。

一儿五岁，喜食狗肉，饱胀，大便不通，汤水不饮数日垂死，用头垢丸如指头大，塞入肛门，大便少刻即通，胀随愈。

一人大小便不通，浑身筋骨疼痛，用温肺行气养血汤。

白术　当归　半夏各一钱　牛膝七分　肉桂　枳壳　甘草梢　紫苏　杏仁各五分　人参　干姜　木香各三分　姜

煎，食前，空心服。

又大便艰难，用蜜导方行，小便涩痛间用六一散、润肠丸，小腹胀按之如鼓，此病先服败毒散，大伤气血，便艰难者，气血虚故也，润肠丸而又伤，故小腹饱，用补中益气汤加减。

升麻　甘草梢　柴胡各三分　黄芪　当归　破故纸　杜仲各一钱　人参七分　白术　陈皮　小茴各五分　吴萸一分　姜　枣

煎，食前服。

一人小便不通不利，用温肺汤，加车前、牛膝而愈。

一人先因久立感寒，右阴子肿大，四围筋板定，发寒热，六脉俱弦，二尺弱，此寒则筋缩，弦则脾虚，补脾则肺气旺，金旺则肝木自平，用益肺平肝疏筋汤。

半夏姜汁炒　白芍　白茯各一钱　人参　大茴　肉桂各五分　细辛　炙草　吴萸盐水炒，各三分　当归酒洗，七分　姜　枣

煎，空心服。

丸方

苍白术　白茯　白芍酒洗　山药各二两　炙草　吴萸各一两　人参七钱　肉桂五钱　大茴用姜四两捣汁浸，晒干，同青盐三钱，炒干，二两　熟地　当归各酒洗，一两

淡盐汤，调面糊，蒸熟，如梧子大，空心，百沸汤下，六七十丸。

一人大便燥，用杏仁一个半去宿粪，一寸五分。

周师鲁，用杏仁七粒、枳壳、苏梗各一钱，服下，出硬粪三段。

一病者咳嗽，便粪黑，用姜、桂、吴茱萸，温下焦而愈。盖粪，有属阴者，有属阳者。阴者虽软，落水而沉，阳者虽极燥，落水而浮。此系中气虚寒，火浮于上，故咳嗽。三阴在下，纯阴无阳，故粪黑。温暖下焦，阳气归原，则咳嗽止，而黑自除，世俗以为火，不明之甚。

清气在下，则助命门火，故阴气绝；浊气在上，则填塞肺气，肺不能行降下之令，故大便闭。

阳痿

阳痿多属于寒，琐阳固精，肉苁蓉壮阳，菟丝子添精且能明目，枸杞子升发阳气。

一人素腹痛，遇寒饮食或胃寒即发后，有阳痿之症。此阴中阳虚，用此药壮阳，退阴中伏火。

肉苁蓉酒洗，三两　熟地①酒煮，二两　黄柏盐水拌炒，五钱　枸

---

① 地：原为"酒"，据《慎斋遗书》改。

杞子五两　菟丝子酒煮成饼，二两　人参一两　鹿茸酒炙，一两　黄芪酒炒，二两

蜜丸，清晨，百滚汤，下五六十丸，如上焦有火，加甘草五钱和丸，或用甘草三分煎汤吞丸药，无火不用。

一人素中气虚寒，遇饮食感冒，即阳痿，脾部见结脉，此寒在丹田故也，加味八味地黄丸。

人参一两　山药二两　泽泻　山茱萸各一两　熟地　枸杞　肉桂各五钱　附子面包煨，一两

蜜丸，每服五十丸，渐加至七十丸，空心，白滚水，下。

痔疮

一人因痔失血过多，面黄，此脾气下陷，宜升阳气为主，用补中益气汤，加五味子三分、细辛一分、姜、枣。

痔疮，兔粪，加乳香末，酒调服，一日三次，即愈。

痔疮，用水杨梅，不拘多少，水洗三五次，立去。

发背不收口，用鲜乌鱼皮盖之，一日三四次，即收。

痘痈，芝麻炒，烟尽带白色，擂成膏，敷，即消。

痘疮，各出无方口内，大小便血出不治。

外痔熏法

樗树叶，捣碎，煎浓汤，热熏冷洗三四次，即愈，永不发。

脱肛又小便血

周五叙不能久立，久立则小腹坠下，脱肛，遇水泻肠风即

发，左三脉沉细涩，右三脉浮弦按下不清。此因怒后伤身，大伤肝气。肝气伤，脾气亦伤，清气下降，故有此症，浊气转升，故咳嗽，宜阳生阴长，用升阳益胃汤。

人参二钱　甘草生二分，炙三分　五味碎，九粒　半夏　赤芍　桂芍　神曲各七分　羌活五分　吴茱萸　黑姜　防风各二分　姜　枣

一人劳碌，酒多，肛门热痛，气觉下坠。

干葛　赤茯各七分　半夏一钱　神曲　泽泻各一钱　陈红　白术　苍术各五分　黄连　黄芩俱酒炒，各三分　升麻　甘草各一分　煨姜三片

一人小便出血，且作痛，内有血块，肾气大伤，服温肺汤，加瞿麦、车前子。

滋阴丸　三服，小便大出，血仍不止，用补中益气汤加减。

升麻　柴胡　黑姜各三分　蜜芪　牛膝各七分　人参　白术　陈皮各五分　当归去头，一钱　黄柏二分　姜　枣

丸方。

生地酒煮烂　白茯　山药炒，二两　山萸　丹皮　泽泻各二两　人参　牛膝　当归去头，各一两　肉桂二钱　黄柏五钱

炼蜜丸，空心，白滚汤下。

疝气

一人伤寒后，汗不过腰，肾子胀大，如疝气样，湿热下注于膀胱，宜利湿热为主，用橘核，不用破故纸，其何能令湿热从小便去也？

补骨脂　白术各五分　茯苓一钱　泽泻二钱　吴茱萸半分　水煎空心服。

一方

苍术半斤，米泔水浸洗，姜汁炒一分，乳汁炒一分，葱汁炒一分，青盐炒
一分　赤茯二两　栀子酒炒黑，一两五钱　附子五钱，童便制

为末，陈米糊丸。

一方

橘核炒，一两　川楝子去核，一两　小茴炒，一两　荔枝核去皮，
一两　青盐　沉香各三钱

为末，糯米糊丸，空心，盐汤下，三十丸。

治阴疝，牵引小腹痛。

蒺藜去角，炒　附子泡，去皮尖　栀子各一两

煎服，每三钱。

治阴疝，小腹痛。

木香　陈皮各一两　良姜五钱　干姜　诃子皮　赤芍　枳实
各五钱　草蔻三两　黑牵牛三两　川芎三两

每服，煎二钱。

疝气，入腹，小腹痛不可忍，挛急，屈伸不能，腹中冷，
重如石，自汗出。

山栀四钱　附子一钱

入盐水，煎服。

治偏肾

良姜　牡蛎火煅，焙，为末

或火酒，或唾津，调搽效。

经前

经行腹痛，愈痛而经愈多，甚而至于痛死者，系火之搏击。

宜行血敛血，令脾能统血，不兼之以破，则火不散，血无由而止也。用黄芩、芍药，所以敛血；而当归、川芎、白术、茯苓行血理脾；益母，破气中之血；玄胡索，行血中之气；香附，开其郁热。虚加人参，理脾则血能统，散火则血可止。调理，八珍汤加砂仁、木香、地黄，斟酌用之。

经前勿补，经后勿泻。

妇人性多郁火积胸中，子宫虚寒，用香附流通气血，气血下降，而后子宫温暖，方能成孕。

调理经水，莫过八珍汤，加益母草、香附、玄胡索。

经前作痛，血凝气滞，为有余。四物汤，加香附五分、玄胡索五分、红花三分。

经后作痛，气血虚弱，为不足。四物汤用熟地，加干姜、肉桂、人参、甘草。

经行七八日、十数日不止，宜大补气血，十全大补汤。

经将行作痛。

当归二两　川芎二两　白芍二两　益母草一两　木香三钱　玄胡索五钱　白术二两　香附五钱

虚加人参，蜜丸。

经后一月不通，浑身潮热，疼痛。用紫苏、白芷、赤芍、半夏、柴胡、赤茯、薄荷、当归、肉桂，姜水煎，热服十帖，脉之无孕，加生地、白芍、枳实、大腹皮、槟榔各五分。

活经汤

当归　槟榔　赤芍　白芷　吴萸　小茴　牛膝　丹皮　红花各八分　木香磨

不效，再用木瓜、半夏、玄胡索，调经，验过。

调经柴胡汤

治经水鲜红，项筋急，脑痛，脊骨强痛。

炙草　归身　葛根各三分　独活一钱　藁本五分　升麻五分　柴胡七分　羌活五分　苍术一钱　红花少许

水四盅，煎一盅，空心，少热服，微汗而愈。

一女年十四五岁，经行，人物黄，身烧。

苏叶　陈皮　杏仁　黄芩　山楂　白术各七分

面黄加苍术、半夏，身烧加川芎、茯苓各三分。

一妇经水不调，先后作痛，医治之一年，身潮热，不思饮食，常带腹中不和，懊恢[①]，不识此妇富足，多因饮食伤脾，用参苓白术散，加木香、砂仁、当归、白芍，米糊丸，二月药完，经水调，诸病皆退，后生二子。

一妇经行先后作痛作胀二三年，诸药不效，大便燥，小腹微痛，又微嘈，肝脉弦滑，余皆沉细而缓。此因富家，饮食不节。弦乃脾土不足，滑乃脾有湿痰。乃脾虚血不统也，不足之症，用参苓白术散，加木香、砂仁行其滞，服五帖而痛止。服一月诸症皆退，三月经水调，后生三子。

一妇将五十，经水未止，五月不行，性急，善饮烧酒，因有事忤意，血来二三盆，晕死，咳嗽大作，六脉实有力，乃元气虚弱，未有不因脾胃亏损而致者，先用逍遥散加干姜，少愈。因饮食少进，即用六君子汤加五味子、白芍、炒黑干姜煎服，血来四五块。又半夜腹痛，肝火太旺，仍用逍遥散加炒黑栀子一钱、黄连二分，一剂火退，夜用归脾汤，又先独参汤一钱五分少愈，至二日，六君子汤加芍药、五味，二剂血止，腹中和。口

---

① 侬：原作"浓"，据文意改。

不知谷味，用补中益气汤加枣仁、五味、炒黑栀子而愈。

一妇经水不行三月余矣，意其有孕，察之脉带弦，此脾胃亏损，木生火之象，久而不治，必为虚损潮热等症。

人参五分　白术一钱　茯苓　炙草　川芎　白芍　当归各一钱
玄胡五分　香附五分

经行后，头晕头痛不止，用四物汤各一钱、蔓荆子五分、藁本二分、荆芥一钱、防风五分。

一妇年三十五岁，肾脉实而有力，宜调经，用益母草四两、木香七钱，俱烘干，不见铁器为末，炼蜜丸，每服三四十丸。

一妇经将行，先腹痛一日泄泻，经止而泄泻亦止，止后腹痛三日。泄泻，系乎脾胃。先因气滞，后因气虚，用参苓白术散调脾养血。

肉桂、玄胡索行血行滞，益智温肾，服十四五帖而愈。

一妇生二女，七年不生。因郁生痰，闭塞子宫。用人参、白术、茯苓、甘草、当归、川芎、白芍、玄胡、杜仲、山药、香附。

此乃上盛下虚之症。

一妇经水，或三月一行，二月一行，一月一行。脉短气虚，不能生血。且胸中不和，脾不足也。

当归　川芎　白术　山药各一钱　茯苓七分　白芍八分　莲子去心，五个　木香三分　玄胡五分

虚加人参五分。

一妇产后，经水一年一次，八年一生，不热而身黄。用八珍汤加玄胡索、益母草。

一妇未满三十，无子，二月经水不至，用八珍汤，加玄胡、香附、木香、益母草。

一妇年三十七岁，经水已断三年，腹作痛，起火，夜寐不宁，皆是血虚。

当归　川芎　白芍　白术　木香　玄胡　益母草　丹皮　茯神　远志　栀子　丹参

为末。

一妇体弱，经后作痛，胃脘痛。八珍去地黄，加玄胡索炒，五分、香附苏汤炒，五分，痛加酒炒、栀子炒黑，七分。

一妇，经水不调，先后作痛。

人参五钱　白术炒，一两五钱　茯苓一两五钱　炙草五钱　当归酒洗，蜜拌，一两　川芎五钱　白芍酒炒，一两　丹皮酒洗，五钱　白芷三钱　肉桂五钱　木香二钱

老米糊丸，不泻，蜜丸。

益母草一两，酒洗，蜜拌。

一妇身热，经水不调，头晕，不思饮食。

白术一钱　茯苓　甘草各五分　半夏　山药各五分　当归一钱　白芍五分

一妇经前作痛，有白带。八珍汤加益母草、益智、木香。

丸用十全大补加玄胡索、益母草、木香。

一妇左三脉洪滑有力，右三脉短涩，呕吐，胸膈饱闷，小腹痛甚，先泄泻，经水后来，不泄不痛，经水不来。此症肝木有余，火行土位，经泻并行。

芍药二两　甘草一两　玄胡一两　木香三钱　香附童便浸，炒，二钱　益母草酒洗，蜜拌过，一两

山药糊丸，空心，米汤下。

一妇素善怒，左胁下有块，身体肥大，经将行先一二日且吐且下。此肝木乘脾，脾虚生痰，不生血也。久而不治，必变

中满等症，宜理脾为主。

白术二两　半夏水煮三四次，五钱

将生姜六七钱共半夏捣烂，炒干，同白术为末，又入沉香末二钱，和白糖，时时服之。

一妇经水，或一月、半月一来，其色稍紫不红。

当归一钱　川芎六分　白芍酒炒，一钱　炙草　人参各五分　白术生　茯苓七分　玄胡炒　益母草蜜拌，五分　肉桂二分

一妇经水不调，或不及期，或过期，医用《局方》，先期者血热也，四物汤加芩、连、栀子；过期，四物加玄胡索、香附肉。如此调治，半年。

口渴，身热，已大伤脾胃，又用逍遥散，此伤而又伤。间日下午，潮热作疟，治多次不愈。予看，两尺脉短涩，余四脉豁大而有力，此中气虚之极也，难治。不愈，病在脾肺二经，后患潮热，泄泻，死，宜为世鉴。

逍遥散　治妇人潮热，身痒，盗汗，小便涩。

白术　当归　白芍　炙草　丹皮　栀子各五分

此方惟经水适来，则可服。其余潮热作虚损治，阳生阴长。

断孕方

芡实　山楂子　莲须　熟地　茯苓各等份　莲子　金樱子枸杞子

米糊丸，空心，盐汤下，永不生。

又方

象牙梢三分

酒调，常服，三年不生。一二日服一次，永远不生。

一妇人血积血块，干血气，经闭。

莪术黑角者　三棱二味湿纸包煨，各一两　大黄去皮，一两

先以大黄醋浸，热干，入二味，丸绿豆大，十丸至二十丸，白汤下，亦治小儿癖。

夫妇交合，阴户痛甚，用地榆煮酒服，效。

一妇经水不调，胸前小腹作痛，四肢烦热，心辣。此心火乘脾也，心主火，小肠主热，火热相搏，故心辣；四肢者，脾胃也，火乘之，故烦热；胸前痛，脾气不能上升也；小腹痛，脾气不能下达也；经水，先期不调，脾虚不统也。宜单补脾阴。

一妇经行八九日不止，先因怒气，肝经火盛，血不归经。

当归　川芎　白芍　白术　茯苓　甘草　柴胡　续断　杜仲

一妇经行时，小腹板实作痛，白带多，泄泻不止，头晕眼花，手足疲倦。

人参　赤茯　桂　芍一钱　苍白术　半夏七分　炙草四分　陈皮五分　木香　紫苏各三分　小茴二分　生姜三片

经临行，加玄胡索五分。

经后，加杜仲一钱、肉桂三分。

丸方

人参一两　砂仁一两　桂　芍　白术　白茯　杜仲　薏仁各二两　陈红一两五钱　木香五钱　玄胡三钱　紫苏五钱

生姜汤打神曲糊丸，空心，百沸汤，下。

一妇午后热燥至半夜止，热时口干，头晕，不要睡，一惊即觉心中难过，经水初时黑色，临了亦然。宜阳生阴长，用人参养荣汤。

人参　薏仁各一钱　苍白术　泔芪　半夏曲　吴萸各五分　桂　芍　白茯各七分　生草三分　炙草二分　木香一分五厘　陈红三分

黑姜三分　当归二钱　姜　枣

一妇经前常发热，或十日、二十日止，六月作痛，约有二月小产，遂昼夜发热不止，时或腹痛，腰痛，胸中饱闷。七月，经行六七日不止，手足冰冷，此非阴虚，乃中气虚太甚。宜补中气，用加味理中汤。

人参一钱　白术　白茯　甘草　半夏曲　干姜各五分　陈红三分　青皮　木香　黄　连一分　小茴二分　姜　枣

一妇六脉大而无力，经水紫黑色有块。此气血太虚，用十全大补汤。

人参　肉桂　蜜芪　陈皮各五分　炙草四分　白术　白茯　当归　白芍各七分　干姜　木香各二分　砂仁三分　姜　枣

煎服。

丸方

人参　川芎　木瓜　肉桂各一两　白术　白茯　白芍　甘草　当归各二两　地黄酒煮烂，三两　沉香五钱

蜜丸，空心，白汤下。

一妇经水不止，止后十余日。因劳碌复行，用升麻养血汤。

黄芪醋炙　人参　白术各一钱　甘草　当归　续断　陈皮　泽泻各五分升麻二分　干姜三分　五味十五粒　杜仲七分　姜　枣

一妇经水过期，或不及期，颜色不一，且多。宜调脾平肝，则经水自正，用调经汤。

人参　紫苏　甘草　苍术各五分　白芍一钱　当归　赤茯　香附醋炒黑，七分　柴胡　肉桂　木香各三分　玄胡索二分　生姜三片

一妇经行五六日不止，每行作痛，白带甚多，六脉短涩，二寸洪滑，二尺弱。湿热流于中下二焦，用当归养血汤。

当归二分　食盐三分　柴胡　炙草各五分　良姜土炒　黑姜　半夏各一钱　升麻三分　黄柏一分　全蝎去头足，一个　姜　枣

加人参五分更妙。

经行作痛加玄胡索五分、紫苏五分、肉桂三分。

经行后加杜仲一钱、续断五分。

参苓养血丸

人参五钱　苍白术　赤茯各二两　炙草一两　白芷一两五钱

酒调，米糊丸，空心，百沸汤，下。

一妇旧患中满，医愈，经行过一日，又复来，半月不止，小腹痛，腰痛，脾胃脉弦，中虚不足，用调气养血汤。

半夏一钱　肉桂　紫苏各五分　白芍　杜仲　故纸　赤茯七分　生草一分　炙草二分　小茴　黑姜　玄胡索三分　木香二分　生姜三片

加人参五分更效。

一妇经水半月不止，或两三月或半月一次，白带甚多，内热，饮食欲而不欲，四肢无力。

肉桂　猪苓　半夏　陈皮　赤茯　苍术　甘草各五分　干葛五分　姜　枣

一妇经水不来。

当归　赤茯　赤芍各一钱　川芎三分　苍术五分　紫苏　陈皮　甘草各五分　木香　玄胡索各三分　生姜三片

胎前

胎前勿补，胎后勿泻。

凡孕妇有胎，不宜作虚治，但宜行气。

条芩　白术　甘草　紫苏　砂仁

安胎之圣药也。腹痛，加大腹皮。

有痰，嗳气，加陈皮。

血虚，加当归。

胁痛，腹中不和。肝火起，加白芍或青皮。

酌而用之，坠胎，加川芎三分。

恶心，随加白芷三分。

腰痛，加杜仲。

见血，加续断、艾叶一二片。

虚，加人参。

腹痛，去条芩，加吴茱萸。

大便不利，重加紫苏。

小便不利，加泽泻。

疟疾，加柴胡。

痢疾，去白术、黄芩芍药汤，加木香、黄连。

痢止，白术调脾，干姜温中，疟痢并作去苏叶，加柴胡、木香、黄连。

临月滑胎，八珍汤去地黄，人参酌而用之，加紫苏、条芩、砂仁。

胎大，加黄杨脑二三茎破血破气。非所用于滑胎者也，总其大概而言。

《本草》云：白术、条芩，安胎之圣药。夫胎以血养，血热则妄行，凉则凝聚。黄芩苦寒凉血，白术补脾统血。胎系于肾，白术补土生金，金能生水，有子母相生之道焉。复用芍药之酸以敛之，甘草以和之，数味皆安胎要药。然其性，皆壅滞。盖气行则生血，气滞则成火，故用砂仁，使诸药流通而不滞，且以醒脾也。又用紫苏开豁肺气，使气下行生血，而不流滞于胸膈。若竟胎气下坠，用川芎以升之。下焦火盛，用熟地以凉之。腰痛用杜仲，倦怠用人参。胎前调理，大略如此。

凡孕妇，四物汤治血之有余，不治血之不足。若治不足，定兼气药，安胎不宜常服。

有呕吐恶心者，苏梗、砂仁、白术，或加入黄芩芍药汤。

伤寒，芍药黄芩汤。表证多，苏梗重加。里热多，黄芩倍用。大小便不通，俱宜苏梗。

疟疾，用柴胡、黄芩、砂仁、紫苏等药，柴芩汤不宜。盖有半夏、泽泻引入小便，恐于胎不利。

胎动，用艾一二钱、杜仲一两、续断一两，虚加人参看多寡用。临月滑胎，八珍汤，最宜。

凡孕妇腹痛，觉烦躁，有热，白术佐黄芩。胸膈不宽，加砂仁，盖砂仁安胃入脾。其气清凉，最能安胎。倘服砂仁而胸仍不宽，加紫苏。

孕妇呕吐，苏梗汤，调砂仁末，此前后不可缺者，能下气故也。白术生用，半夏不宜制。

呕吐，用紫苏三钱、砂仁一钱。

有呕吐，藿香可用，半夏亦不宜，恐有半产之虑。

凡孕妇，用半夏不用泽泻，恐引入小便，易以动胎。枳壳走大肠，用之无妨。

孕妇，病急不得已，用消痰泄气之剂，宜急不宜缓。急则易散，缓则易滞。

人参　白术　甘草　熟地　黄芩　阿胶　芍药

腹痛，加砂仁、白芍、紫苏。

汗多，用黄芩芍药汤，加人参。

胸膈不利，加砂仁、陈皮。

胎前，安胎散为主，照依杂方，加一二味可也，主意脉无力，但见虚证，加人参。

胎前，胸膈饱闷，腹痛，不思饮食。

白术　甘草　黄芩　紫苏　砂仁　陈皮

二帖而愈。

夹食去黄芩，胃脘痛去白术，加栀子。

胎前，腰痛。杜仲、续断共为末，鹿角胶丸，空心，酒下，或清米汤下。

五种安胎

破纸一钱　木瓜二钱　续断一钱　杜仲二钱　牛膝一钱　川草薢一钱

蜜丸，酒下。

胎气不和，胸腹作胀，用砂仁，不拘多少，为末，紫苏汤下。

胎前疟疾

柴胡　半夏　黄芩　甘草　白术　何首乌　青皮

虚加人参，吐加藿香。

胎前痢疾

黄芩　芍药　甘草　枳壳　茯苓

胸膈饱闷，加紫苏、砂仁、陈皮。

吐红，加栀子。

潮热去人参加枳壳。

痰多加白术。

不必理痰，嗽加五味子。

口干，加麦冬。

不睡，加酸枣仁。

心烦，加茯神、元眼肉。

癫痫，加远志、茯神、酸枣仁。

吐泻，四君子、陈皮、姜汁。

腰痛，加杜仲、续断、鹿角胶。

血药不宜尽用，头晕加四物。

初孕二月，胎气不和，肚腹膨胀，口吐清水。

白术　黄芩　苏叶各一钱　香附去尖　桂皮各二分　甘草　藿香各八分　生姜三片

小便不利，加赤芍、车前子。

膨甚，加腹皮、枳壳。

呕甚，加干姜。

脑痛，加川芎。

潮热，加前胡、柴胡。

五六月，胎漏下血，安胎饮并小便紧急。

当归　白术　黄芩各一钱　人参三分　藿香六分　熟地　柴胡　紫苏各八分　艾叶二十片　生姜三片

七八个月，乳肿痛，名曰哺内吹，宜清孕汤。

枳壳　黄芩　栀子炒　黄柏　白术　生地各八分　甘草　防风　薄荷　王不留行各八分　灯心

秘结，加车前子、枳壳。

腰痛，加当归、五味各五分。

一孕妇遍身浮肿，腹大不食，动撮不能，昼夜啼哭，用紫苏饮，三服愈。

一孕妇咳嗽喘急，昼夜不睡，口口言死。用紫苏、干姜、五味、半夏、甘草、枳壳、生姜三片，热饮三服而愈。

一孕妇远行而归，胎上冲心而痛，坐卧不安。诸医遂说死胎，用蓖麻子、麝香贴脐，命在垂死，予问医作何症？医曰：两尺脉绝，知其死胎也，脉之平和，问予作何症？予曰：子悬也。若死胎，有辨面赤舌青，子死母活；面青舌赤，吐珠者，母死子活；唇口俱青，母子俱死。今面不赤，舌不青，其子未死。冲心而痛，子悬也，宜紫苏饮。十帖，而胎自下矣。

紫苏饮

大腹皮　川芎　白芍　紫苏　陈皮各一钱　人参五分　当归一分　甘草五分　生姜三片　葱白七寸

食前，温服。

治孕妇痰喘

生半夏一钱五分　干姜三分　五味二分　肉桂五分

无汗加麻黄二分、枳壳五分。

先以水煎透后入药同煎，不可太熟，热服，喘止。

不用甘草、芍药，欲急不欲缓。太熟则味厚难行，不熟则其气易散。

孕妇，腰痛，时常小产者，极效。

杜仲一两，姜汤炒　续断二两

二味，为末，米糊丸，白汤下，遂不小产，或鹿胶丸。

孕妇呕吐不食，诸药不能愈者，用乌药为君，沉香次之，人参、甘草又次之，研为细末，生姜切片约一分许。粘药入口咬烂去姜渣，咽津至丹田。过一时，又如前法，三次即愈。纳气归原之法。

孕妇从虾蟆①瘟起，连泻二日，午前冷汗出，午后寒生则热，不时头晕，口叫奈不过，腹鸣，此痰与火相攻。

白术　黄芩　白芍　甘草　砂仁　泽泻

孕妇手足肿，宜护胎调母气，节人欲，双全散。

当归　白术　木通　防风　苍术　赤茯　猪苓　桔梗　桂皮　甘草各八分

一孕妇八个月，临井汲水，俄然，心腹大痛。原有心腹痛根，诸药不愈。观其面不赤舌不青，尺脉不绝，但痛自汗，胎满冲心，正紫苏饮症也。一服而胎下，痛减。

一妇人儿在腹，痛不可忍者，用猪婆粪新鲜者一块，炒焦，入酒一碗，捽之，乘热服，其痛即止。

一妇孕将五月，虚火时起，恶心，六脉大而无力，独命门脉不足。此火衰不能生土。

人参　白术各一钱　茯苓八分　甘草　陈皮各五分　半夏　紫苏各五分　枳壳三分　黄连一分，姜炒　姜　枣

丸方

人参一两　白术二两，水煮干　炙草　茯苓　山药炒，一两　砂仁　桔梗各五钱　扁豆一两，姜汁炒

米糊丸。

一孕妇六脉短涩数，心脉浮洪，系血不足之症。

人参七分　黄芪五分　炙草　白术　远志　木香各五分　茯神　当归各一钱　枣仁一钱　元眼肉五个

又方

人参七分　当归　麦冬各一钱　五味二分　甘草五分

————————

① 虾蟆：疑为"蛤蟆"。

此妇来年，复查其脉短数，但其人短，其脉短无妨。且两尺不起中见数者，系脾阴不足，专补脾阴。

人参　甘草　砂仁　陈皮各五分　白术　茯苓　山药各七分
黄芪一钱

有孕，去黄芪，加黄芩五分。

丸方

人参一两　甘草　白术一两　黄芪　砂仁　山药　莲子去皮心，各二两

有孕，去黄芪，加黄芩一两，神曲，糊丸。

一孕妇二月余，左关弦滑，右关带数。脾阴不足用白术、白芍各一钱、甘草五分。

一孕妇将九月，腹胀作泻。用砂仁一钱、黄连五厘，煎服。

一孕妇四月，大小便不利，破血破气，犯胎之药，无不用之，予用安胎饮，一剂而愈。

人参　甘草　白芍　当归　砂仁　阿胶

脉左手略弱，右手豁大，而无至数。医用贝母、陈皮、茯苓、当归、香附、枳壳、炒黑栀子。

后一月有余，感寒，用表自汗，发热恶寒，一日三五次。腹痛，赤白带，红水不止，呕吐不食。医作夹食，用陈皮、半夏曲、赤茯苓、甘草、当归、厚朴、麦芽、香附、玄胡索、栀子、山楂。

予用人参汤调吴萸末一分半渐愈，初四不吐，腹痛一阵下一阵红水，大便三四日不解，用赤茯苓。因脐间有动气，不用白术恐伐水也，用山药、炙草、杜仲、陈皮、当归、玄胡索。

因水多，用泽泻、人参、阿胶、麦芽。

初五日，小腹痛不止。用山药、赤茯、当归、泽泻、阿胶

姜汁炒、熟地、人参、玄胡、麦芽、杜仲、黄柏各三分。

不止，用人参汤，调吴茱萸末一分半渐愈。论此症，血水来三月不止，腹痛仍在，后人自用六君子加干姜而愈，十月而复。予曰：不必过伤胎，用四君子加莲子、山药，有火炒黑栀子五分，一帖止。常用去栀子，余用随意。论此症，屡用克伐，不伤胎元，可见万事有数，后又血来不止，变潮热腹胀，血来则胀止，血止则胀来，其痛难愈，用四君子、陈皮、黑干姜、当归各五分，微肿加薏仁，口干加莲子、灯心。

一妇疑①有孕，咳嗽不止，用五味五分、白芍七分、甘草四分、白豆仁三分、煨姜三片，临睡服。腹胀不效，用苍术七分、茯苓、甘草、陈皮、厚朴、泽泻、黑栀子。

一妇孕六月，食下要吐，吐出方愈，用安胃散。

白术　人参　条芩　甘草　砂仁　陈皮　生姜三片

一孕妇常作泻，久泻伤肾。

白术四两，水煮熟　山药二两　炙草一两　杜仲姜汁炒，一两　松花粉七钱，隔纸微炒

共为末，米糊丸，午前清饭汤下，八九十丸。

一妇三十余岁，劳心劳力，因儿女夭，忧郁太过。有孕二月，头目不清，眩晕，口干舌燥，喉中有痰，心嘈腹中有声，常微痛，骨中热，呕恶，胸前饱闷，腰痛，大小腹有火，四肢无力，白带，心神不宁，胸背痛，不贪饮食。

人参五分　当归　麦冬一钱　五味七粒　砂仁三分　陈皮　白芍各五分　茯神五分　枣仁七分

---

① 疑：原为"凝"，据文意改为"疑"。

丸方

山药一两　杜仲二两　续断二两

阿胶，为丸。

产后调理

人参五钱　黄芪七钱　甘草五钱　白术一两　茯苓五钱　当归山药各一两　莲子二两　茯神二钱　酸枣仁七钱

米糊丸。

一妇孕六月，六脉带数，血热之症。

条芩三分　白芍一钱　甘草七分　白术一钱

一妇常坠胎，用杜仲、续断、白芍、甘草、白术、鹿角胶丸。

一孕妇腹胀，火郁宜发之。

当归　白芍各一钱　川芎三分　甘草七分　陈皮　砂仁　紫苏各五分　干葛　条芩各三分　生姜三片

一妇孕九月，胎不时上下，此血热胎不安也，宜黄芩芍药汤。

一妇孕九月，常觉恶心，宜理脾胃，脾胃一旺，则脾能统血，胎自安矣，安胎饮。

人参　白术　紫苏　砂仁各五分　白茯七分　炙草四分　白芍一钱　吴萸一分　煨姜三片

一妇孕二月，腰痛，腹痛，血时下。

白芍　山药　杜仲各一钱　白术七分　紫苏　甘草　砂仁续断　陈皮各五分　煨姜三片

加人参五分更妙。

一孕妇，临月头痛。

紫苏　白茯　当归　白芍各一钱　甘草　砂仁　川芎各三分人参　陈皮　蔓荆子　条芩各五分　煨姜三片

一孕妇胸前不宽，作泻。

紫苏　白术　茯苓　砂仁　甘草　陈皮　泽泻各五分　白芍一钱　苍术二分　杜仲七分　木香二分　煨姜三片

服一二帖泻止，去苍术、木香、泽泻，加人参五分、五味三分。

一妇孕将八月，先因善食身肿，医用石膏一二帖，遂不能食，后用香附等药又渐食，此胃强脾弱，宜升胃养脾，用紫苏饮。

陈皮　山药　白芍各一钱　紫苏　白术　甘草　砂仁　当归各五分　白茯　杜仲七分　煨姜三片

一妇孕七月，胎不动，腰痛，下白带，时常咳嗽，肾肺虚气血不足，用人参安胎饮。

砂仁　白术　人参　茯苓　陈红各五分　白芍一钱　甘草生三分，炙二分　五味九粒　杜仲　山药七分　紫苏三分　煨姜三片

如胎下坠，加升麻酒洗，二分。

临月，加当归七分、川芎三分、熟地五分。

不嗽，去五味；不腰痛，去杜仲，再加茯苓三分。

产后

黑姜七分　肉桂　炙草　玄胡　人参各五分　黑豆炒熟，五十粒　木香二分

临服加酒少许，止服三帖，服过三日，另服调理方。

蜜芪　白茯　当归　酒芍各七分　人参一钱　炙草五分　肉桂二分　黑姜三分

嗽加陈皮五分、五味九粒、煨姜、大枣。

顺胎饮

人参　白术　川芎　熟地　陈皮各五分　白茯七分　甘草四分

当归一钱　白芍二钱　砂仁　紫苏三分　煨姜三片

临产胞水一至，即服。

当归三钱　川芎二钱　紫苏　甘草各七分　大腹皮一钱四分　香附　枳壳各一钱　煨姜三片

一妇孕四月，满口碎，六脉浮。

紫苏　干葛　砂仁　茯苓各五分　白芍　山药各一钱　生草五分　炙草一分　五味九粒　黄连一分　人参一钱　煨姜三片　莲子五枚

一妇孕将临月，咳嗽。

人参　酒芍　杜仲各一钱　炙草　紫苏　砂仁各五分　陈红白茯各七分　五味十一粒　煨姜三片

嗽甚，临服，加胡椒三分，研和匀服。

产后用

黑姜八分　五味十五粒　炙草　肉桂　玄胡各五分　人参一钱木香二分　陈红七分　黑豆炒熟，五十粒　煨姜三片

连服二三帖，以后用调理方。

人参一钱　白术　白茯　酒芍　炙草　陈皮五分　干姜三分肉桂二分　姜　枣

一妇孕九月，六脉缓大按下不清，八珍汤。

当归　白茯七分　白芍一钱　川芎　甘草　紫苏各四分　白术五分　陈皮三分　小茴二分　沉香一分　生姜三片

临产，三合济生汤。

当归三钱　川芎二钱　枳壳　香附一钱　大腹皮一钱五分　紫苏　甘草七分五厘　生姜三片

产后，用人参、肉桂各五分、陈红五分、黑姜、玄胡各七分、

木香、紫苏各三分、甘草四分，便燥加归身一钱，临服加酒少许，如烦躁口干，不加酒，加童便一杯。

疮菌

阴户生疮，诸药不效，名小肠风，洗药。

木通　藁本　枳壳　贯众　白芷　甘松　荆芥穗　薄荷等份

切细一大包，临用撮一把，水煎二碗。洗时乘滚再加朴硝三钱，时洗三五次，效。此病久则变。

菌痒极欲死，生痛疳毒愈，疮仍在，此方用过，神效。

如体弱，先用十全大补汤，二三剂后，用此药煎洗。

阴户生菌，大补气血。

人参　赤芍　白芷　当归　甘草减半　加蜈蚣十条

连年作痛，痒不可忍，其病是虫，用鸡腿或烧猪肝，纳入阴户，虫虽出而病不愈。无前方，必不能痊。

一妇产后五六年，阴内有物如子大，此名为菌。乃清气下陷，补中益气升阳汤。

升麻　柴胡蜜炙　苍白术　当归　赤茯各一钱　人参七分　炙草　陈皮　半夏曲各五分　干姜三分　姜　枣

煎服。

乳痈

天花粉　牛膝　细木通　荆芥　甘草　当归　防风　白芷　乌药　紫苏　金银花　赤芍　穿山甲　蜈蚣每帖一条

研，酒热服，三帖而愈。

带下

白带，属脾肺两虚，宜温养脾，治之不早，必变潮热等症，最难治。宜保元汤，温暖肺气，腹中痛，加干姜。

胀痛，加艾叶、阿胶。

赤带，补中益气汤，加赤芍、红花。

白浊，升麻葛根汤二三剂，以四君子加芍药，调理而愈。

赤白带，八味地黄丸四两，见效。

赤带，用白葵花为末，酒调服。

赤白带，腰痛，四君子加干姜、肉桂、地榆。

又方

四君子加当归、杜仲、续断、干姜少许、地榆。

丸，用十全大补加杜仲、续断，蜜丸。

妇人赤白带，热入小肠则赤，热入大肠则白，皆任督脉虚也。宜用

苦楝酒炒　茴香炒　当归各五钱

为末，酒糊丸，空心，温酒下。

一妇腹中不知饥饿，白带时多时少，多则神思昏倦头晕，此痰之为病也，药宜大升大举。

白术生用，一两　人参　甘草各五钱　茯苓　当归酒洗，一两　川芎酒洗　白芍酒炒，五钱　砂仁　陈皮各五钱　半夏一两

共末，蜜丸。

一妇素有白带疾，右边腰痛甚，胸前板痛，若有物扯下，此脾虚湿热太重，人参补脾汤。

人参五分，一钱更效　白术一钱　甘草　干姜　故纸各五分

杜仲　赤茯各七分　附子重二分，一片　青皮　木香各二分　陈皮三分　姜　枣

一妇夜间发热，白带，左三脉沉细，脾胃脉洪滑，寸尺俱不起，此湿痰滞于中焦，木郁而不达，宜补中气。

升麻　柴胡　人参各一钱　苍白术一钱　当归　陈皮　甘草各五分　白芍七分　蜜芪一钱　干姜　肉桂各三分　姜　枣

参苓调脾丸

人参一两　白茯二两　归身　炙草　砂仁一两　白术　熟地姜汁炒　山药二两　桂芍　陈皮一两五钱　木香五钱　河车一具

共为末，用鹿角胶酒化，再加炼蜜为丸。空心清晨，百沸汤下。

一价妇白带，用补中益气汤加附子即止。但眼红，用六味地黄丸引之，下达而愈。

一医用橄榄核，磨点即愈。

一妇年四十余，久不生育，白带甚多，头痛腰痛，二尺脉弱。

酒药方

白马毛二两　川椒五钱

入瓶内，火煅一二时，用龟甲醋炙，四两、肉桂、小茴、陈红各一两、鳖甲醋浸，火煅，二两、木香五钱、牡蛎醋炙，一两、白芷炒焦，二两、赤芍、杜仲姜汁炒，三两、砂仁。

上药，用酒一二十斤，浸一宿，煮三四炷香，退火性饮木香、砂仁，待酒煮过服。

煎方

半夏　白芍　赤茯各一钱　细辛升清，二分　肉桂　白芷　甘草　泽泻降浊　小茴各五分　杜仲七分

加参更效，姜三片。

血崩

凡血崩气脱，先以益气汤加干姜，当归少用；腰痛，加杜仲、续断。

后用十全大补汤，血药少用。宜用陈皮以开郁，妥，渐加之。

经水，先多后少者，系血热。先少后多者，肾虚无疑。盖肾主开阖，禁固二便。日久，必愈益多，肾不司开阖故也。但病后见此症者，俱作肾不足施治。

人参 黄芪各七分 甘草五分 五味碎，四分 白芍一钱 干姜四分 熟地八分

一妇血崩，用八珍去参并地，加黄芪、香附、杜仲、续断，难愈之症。

一妇经水来二七不止，保元汤加阿胶、续断、杜仲、艾叶，煎服三帖，即愈。

一妇头痛又痒，眉心痛，面肿，耳鸣，生皮疳，鼻气臭，眼边口疼，抽舌，牙根痛，唇生泡，项痛，背痛，心冲脘，腋间热，腹胀鸣，手足肿，时麻木，大便泻，肛门不收，小便血行，十数日，胃口作酸，气不顺，腿痛，脚根痛，遍身针刺痛，夜间嗽。崩中日久为白带，漏下时多滑。木枯血脱，益气，气虚必成中满。论此症，脾胃一伤百伤，其病多端，用四君子，加杜仲、小茴、五味与吴茱萸同炒、厚朴、薏仁。

一妇年二十三岁，生二胎不育，思虑伤脾，身微肿，时时月月下红水，大小腹微痛作胀。调血兼行气，不愈。用平胃散

加枳壳、川芎、当归，一服略可，再用二服，下小便一桶后，大补气血。一月，红白水兼来不止。复用四君子汤加当归、白芍而愈，参苓白术散调理而安。

此乃脾虚不统故也。看此症，本是血证，用血药，全无效，调理脾胃，便愈。可见，治病莫忘脾胃者，此是也。

治血崩用黄芪，不拘多少，醋炙黑色，熬膏服有效。

又方

香附二两　槐花四钱　莲子壳烧灰存性，三钱

共为末，老米糊丸，清米汤下，先用山药三钱磨酒下，服四两后，始服丸药，极效。

血露昏　蚕沙各一两　阿胶一两　伏龙肝五钱

空心，温酒服三钱，以醒为度。

治血瘕方

威灵仙一两　南星五钱　甘遂　白芥子各五钱　伏龙肝一两　麝香少许为末

共为极细末。每丸一钱，重用朱砂为衣，临时，酒磨服三五次，即愈。此病痛不可忍。

凡血崩，过用血药，致伤脾土，其后必成肿胀。

血崩变为白带者，是不及生血，而浊液遗下，血枯之症，断非美事。

血崩，多用醋炒荆芥升阳，酸能敛血。

一妇血崩，遇春夏则发，秋冬则止。盖春夏阳气上行，下焦无阳故崩。秋冬阳气收藏，下焦有阳故止。此阳虚之症也。

一妇向有血崩症。产后二月，骨节如芒刺痛，经水不时下，淡红色，宜补中肺气，补气养元汤。

蜜炙黄芪　人参　白术　甘草各一钱　当归　酒芍各一钱

杜仲　白茯各七分　肉桂　黑姜　紫苏各三分　姜　枣

煎服。

一妇血崩，用丸方。

黄芪二两　杜仲一两　益智五钱　蒲黄二钱

一妇血崩，正月至五月，咳嗽，脾胃弱，素不足。关脉弦滑，寸尺俱不足，脾肺两虚，调理失宜，恐腹饱之症作矣。

泔芪　白术水煮一二时炒干　山药炒，七分　人参　赤茯　杜仲各一钱　炙草　半夏曲炒，五分

五味子与吴萸等份，炒过研末，每帖三分。黑姜、干葛各三分，姜，枣。

丸方

人参　赤茯　益智　五味　半夏　酒芍各一两　白术同前制法，一两　杜仲　山药各二两　砂仁炒，七分

淡姜汁，调面糊为丸，空心米汤下。

一妇经水过多，有似于崩，作崩治，愈不效。脾胃渐弱，劳碌，善怒。此肝气乘脾，脾虚血不统，仍前治之。又成血崩，升阳益胃养血汤。

人参　黄芪醋炙　杜仲一钱　白术与前同制　赤茯七分　陈皮略去白　炙草　续断酒洗去骨　黑姜　紫苏三分　五味碎，十一粒　姜　枣

有痰加半夏一钱，饮食不快加神曲五分、砂仁三分。

丸方

人参　白茯　酒芍　黄芪醋炙　杜仲各二两　当归一两　续断　炙草　川芎　陈红　五味各一两

共末，用鹿角胶四两酒化，再加炼蜜，和匀为丸。空心，百沸汤送下。

难产俗云：苋菜汤服之即效

孕妇将产，腹痛，宜服三合济生汤。

当归三钱　大腹皮黑豆汤炒，一钱五分　川芎二钱　枳壳曲炒，一钱
香附一钱　紫苏七分五厘　粉草七分

治难产方

车前一两　黄葵子五钱　枳壳一钱五分　当归四五钱　川芎三钱
酒水各半煎，乘热服。

产妇虚弱，不能久立，用布将两胁挂起，须臾易生。

难产，切忌谣言。

当归　芍药　人参　五味　黄芩　杏仁　贝母　知母　黄
芪各八分　生姜三片

服二帖，儿得水必动。

交骨必开，归芎汤，加发一团、龟板一个。

难产散

人参　干姜　肉桂各一钱

水煎。

车前子一钱　冬葵子一钱　急性子二钱　胡麻子炒，五分
酒调，热服。补而开之。

胎逆下，用盐涂脚心，收生妇人手略托，令产妇吸气一口
而出。

催生丸

兔脑髓一个　麝香三分　母丁香二个　乳香三分
共为细末，兔脑为丸。阴干，临产，酒服一丸。

又方

鱼胶炒成泡加背脊，五钱　穿山甲炒成珠，二钱

为末，滚酒下，不可睡倒，用布吊两胁，即下。

又方

伏龙肝一两　人参二钱五分　乳香二钱五分　白芷二钱五分

共为末。十五岁起，用一钱五分，酒调服。二十岁，用一钱六分。余，一岁，加四厘，加多，便不效。

下死胎

伏龙肝即锅心底土，一两

甘草汤调服。胎衣不下，醋调纳脐中，加味芎归汤。

治胎死腹中，分娩交骨不开，或五六日不下，垂死者。当归、川芎各一两，生男妇人发一握，烧灰，存性，自死龟板一个，如无占过亦用。上为末，每服一两，良久，不问生死，胎自下。

一妇人包衣不下，医欲取之，一游方僧言不可，恐伤人，用砂仁末、人参，煎汤调服。无人参，滚水调亦可。一日二三次，至三四日。自烂出，其妇无恙。

又言，胎不下，亦不可取。用此方数日，亦自下，无伤。

胎衣不下，用平胃散，腐化立下。

生产，折破尿泡，小便不禁。用蜓蚰虫数条，焙干为末，一两酒调。五分服完，取效。

难产之症，母存子死，留气破血；子存母死，留血破气。

有用绢煮烂，和粥服，不可不知。

产后

产后宜大补，温暖为主。真知血脱益气，圣人之言也。调

补气血，理脾为主，血药次之。难症多端，不必治也。小腹胀痛，用益母草、肉桂、木香、玄胡索行经作痛者，亦效。若服丹皮、红花等药，而瘀血不止者，只用温中，中气足而血自下。干姜、肉桂，大热可用，大寒可用。倘寒热交作，气血两虚也，宜十全大补汤。虚弱，保元汤加干姜、肉桂。

但见泄泻，吐利，俱属于脾。

一二月间有病，宜保元、四君加干姜、肉桂。腹胀痛，血不行，加吴萸少许。有痰不必理痰，只大补，温暖为主。腿痛甚者，四物共一两加羌活二钱、肉桂二钱。

前阴脱，宜温中。

人参　干姜各八分　肉桂　玄胡各一钱　甘草八分

血得暖则行。调理，十全大补汤。作泻后阴脱，保元加干姜，寒凉药不宜用。

遗尿不禁，用龙骨、文蛤各一两，为末，人参汤服。

阴户不闭，十全大补汤加五味子敛之；子宫不收，补中益气汤加半夏醋炒、芍药举之。

产后腹胀理中汤，恶寒加肉桂，昏晕不知人事，痰盛。

川芎　当归　肉桂　人参

血下自愈。调理，十全大补汤。

妇人分娩，半产，漏下，昏冒不醒，瞑目，无所知觉。因血暴亡，心去血神无所养。心与心胞络，相火也，得血则安，亡血则危。火上炽令人昏冒，火胜其肺瞑目不省人事。是阴暴去，不能镇抚也。往往用滑石、甘草、石膏大寒之药，能泻气中之热，是血虚泻气，阴亏泻阳，二者俱伤，反成虚痨之病。昏冒不醒者，上焦心肺之热也。此无形之热，用寒凉之药，驱令下行。岂不知，上焦之病，悉属于表，乃阳证也，汗之则愈，下之则死。《经》云：病气不足，宜补，不宜泻。瞑目之病，属阴，宜汗不宜下。半产本气不病，血去当补血，常时血下降亡。今当补而升举之，心得血养神，不昏矣。今立一方，补血生血，活血益阳，以补手足厥阴之不足也。

东垣全生活血汤

红花三分　蔓荆子　细辛各五分　藁本　川芎各一钱半　生地夏月加之　熟地各一钱　防风　羌活　独活　炙草　柴胡去芦　归身酒洗　葛根各二钱　白芍　升麻各三钱

每服五钱，水煎，食前，稍热服。

一妇产后，小腹以下至两腿，痛不可忍，以绳缚两腿少可，去绳即痛极而大便不禁。医用十全大补汤、理中汤，俱不愈。询之，妊五月，惟好油煎腊肉。腊肉味厚，胎一去，而血络遂闭，用前理中汤七钱，又加油煎腊肉四大片，焙服即愈。

一妇产后受湿气，遍身疼痛。医以风药，遂至卧床不起，手脚渐细。此产后气血虚，风药愈损真气故也。宜大补气血为主。

黄芪　人参各一钱半　炙草　肉桂各一钱　当归二钱　防己五分

如大便作泻，四君子汤加肉桂、防己。

一妇腹痛，服败血去瘀血之药，小腹胀满肿硬入大腹，用干姜、肉桂、荜茇即愈。

一妇产后三日血止，腹中痛肿，用人参二钱、干姜、肉桂各一钱、吴萸四分，三服，瘀血自行而愈，其痛自止。

一妇产后一月，小腹痛硬，泄泻无度。医言：瘀血凝滞不行，宜行血调气。泻止，硬痛更甚，又用阿魏丸，腹更胀大而痛，不思饮食，咳嗽身热，约二月。诊之，脉左右俱豁大，但有至数，身热，腹大，硬痛，皆脾气虚弱，不得通达。用四君子加干姜、肉桂、吴萸少许，一服反泻，三服诸病皆退，后用此为丸，而痊。

一妇产后一月。间壁有踏矻，夏月头似矻破样，大汗如水，身热，头痛，医用人参五钱，一服而痰涎上涌，二日不语。予诊之曰：体本虚，又汗多亡阳，宜建中汤加减。

人参　肉桂　白芍各二钱　黄芪三钱　甘草一钱　木香五分

一服能言，二服而愈，后用十全大补汤，而痊。

一妇胎前泄泻二月，产后咳嗽，喘泄泻，身热如火，不食而吐，用保元汤加白术、干姜三服，而咳嗽止后，四君子加干姜、肉桂、益智、芡实而愈。

一妇产后一月，小腹硬痛，哭声昼夜不绝。皆曰：瘀血，作血治。破血行血，不愈。又用三棱、莪术、阿魏丸不愈。腹大高于胸，皆曰死。予曰：脉沉而缓，此中气不足也，用人参、苍术、白术、干姜、吴萸、肉桂。

五帖而痛去一半，再加附子、甘草、茯苓，十剂痊愈。后用猪肚一个、茯苓四两、糯米半升，同入猪肚内线缝水煮，熟烂为丸。

一妇产后三月，腹内胀血止，大便不通，用和中散三服，大便通，小便瘀血大下。

一妇产后一月，夜发热，饮食少进，四肢无力，咳嗽等症。

人参五分　白术　茯苓　当归各一钱　甘草　白芍各二分　麦冬一钱　陈皮五分　五味三分

一产妇泄泻，腹痛，血不行。

白术一钱　茯苓泻止去之，一钱　人参二钱　甘草　干姜　肉桂　玄胡　益母草各五分

临服，加酒一杯。

一妇产后已经三月，饮食不进，手心极热，腹微胀，四君

子加吴萸五厘。

一价妇，产后腹胀，脐边硬痛不已，用陈皮、厚朴、神曲、茯苓、甘草，煎汤，调和中散三服，效。

一妇产后半年，久发热，大便燥，小便赤涩，脉洪大而涩，烦躁不安，用六味地黄汤，加人参、车前、麦冬、当归而愈，服至五十帖而止。

一妇产后三月身热，遍身俱痛，腰痛，午后热，天明退，有似疟疾。六脉豁大有力，正气不足，邪气有余。久病有力，邪脉也，宜扶正以却邪，用人参五分、黄芪五分、白术一钱、茯苓七分、炙草七分、当归一钱、川芎五分、芍药一钱、熟地一钱、肉桂三分、杜仲姜汁炒，一钱、何首乌二钱。

一妇产后血多，腿常痛，用十全大补汤去熟地，加香附、砂仁、肉桂、杜仲、秦艽。

一妇产后一月，腹痛不食，遍身走气痛，数月诸药不效。诊之，脉豁大而无力，又恶寒，发热，用沉香、没药、良姜、甘草、玄胡、乌药。

为末，酒服，三日而愈。服半年，病不再发。

一妇正月十五小产，二十八日因食冷饭，半夜后寒战，身大热如火，口干头晕，肚痛腰痛，心口饱闷，饮食不进，三十日，用人参一钱、黄芪一钱、白术八分、陈皮八分、当归一钱、甘草八分、升麻五分、山药一钱、川萆薢一钱。

连服二剂，头腰痛止，腹仍不饿，心口如物止。食米汤半盏，口干极无津，鼻无涕，上唇吊起，恶心，吐白痰，如丝不出口，热不退，面带青红色，日轻夜重，手常露被外，初二日经行又止，用人参五钱、白术、茯苓各一钱、炙草四分、川芎七分、当归、赤芍各一钱、陈皮、干姜各五分。

服后热仍不退，用补中益气汤热退，后用十全大补汤，脾虚参苓白术散调理而愈。

一妇产后，脾胃不健，饮食少进，脉右关重按不清。

人参七分　甘草六分　白术一钱　茯苓七分　桂芍一钱　黑姜五分

一妇产后，久发热，大便燥，小便赤涩，脉洪大而微数，用六味地黄汤，加人参、车前子，三五剂而愈。

一妇产后三日即沐浴，六脉浮大数左为甚，用补中益气汤三剂，加羌活、防风，未痊愈，脉不减，此里虚表实，用羌、防表益实，里益虚，用保元。

归　芍各一钱　黑姜五分

腰痛加肉桂三分，以愈为度。

凡妇人乳不至，系胆虚不足，用通草二钱、穿山甲一钱，面炒、木馒头一个，三味，研为末，入猪蹄汤内煮烂，饮汤并蹄，再不至，加急性子五分，必效。

凡产后，中气太虚，前阴已脱。若大便数日不行，是后阴犹固。慎勿下之。

下之，则后阴又脱，为难治。若作泻，用四君子汤加黄芪升提之，芍药以收之，腹痛加干姜，痰嗽加半夏、五味子，胸前不宽加陈皮。汗下，皆所禁也。

产后前阴脱，固中气为主，宜用干姜。泄泻，后阴脱，补肺气为主。肺与大肠，相表里也。此云泻，必非产后，凡平时泄泻皆然。

一妇产后，误发汗后，或补或攻，将一百三十余帖，肌肤渐瘦，大小腹微饱，六脉迟缓右弦，发为疟疾，此脾胃亏损所致，温中止疟汤。

人参　白术　茯苓　半夏　白芍各一钱　炙草　柴胡各五分
肉桂　丁香各三分　吴萸一分　泽泻七分　姜　枣

不当期，人参止用五分，当期用一钱，煎药，服三四帖。满口热碎，疟疾止。仍头痛，肚腹至胸，仍不宽，内热不止，宜调中益气汤。

升麻　柴胡　木香　干姜各三分　洮芪　人参　陈皮各五分
炙草　苍术　白术各八分　赤茯一钱　吴萸一分　生姜　大枣

一妇产后似痢，作痢医，以致胸前饱闷，痰多恶心，腹痛，去后红多，六脉弦紧，幸有胃气，腹中气攻，宜大补胃气。调理后红止，气攻尚未止，加味六君子汤。

人参一钱　白茯　白术　半夏　桂　芍各七分　陈皮　神曲
各五分　干姜　甘草各三分　木香二分　青皮一分　附子一片　姜
三片　枣二枚

一妇产后痢疾，误用克伐药，腹中虽宽，大肠痛如针刺，诊其脉数无至数，产后得此脉，为难治，初用人参一钱、木香二分，磨入。

人参补肺，肺旺则大肠固，不至于下陷；木香行滞，且散肛门之痛，一服减半，再用前药，加和中散三分，夜间遂睡。后用人参二钱、黄芪一钱、升麻、柴胡、甘草、陈皮各五分、木香三分而愈。

一产后过服破血药，致伤中气，咳嗽，寒热，头痛，用人参、甘草、干姜、肉桂、半夏、五味、川芎、玄胡。

大温中气，中气旺，然后通行，邪火自退。

一产妇泄泻，胸前胀痛，众以为血虚，宜用四物汤加黄芪，不知四物治血之有余，不治血之不足，此系中气太虚，清阳在下则泻，浊阴在上则胀。当归血药也，脾恶湿，脾虚作泻则湿性润下，泄泻反甚，且其味辛，足以耗散中气。川芎上行头目下行血海，以未固之中气，何能当此扰散也。地黄、黄芪性皆滞腻，用之则胸膈之气，不得活动，惟用附子理中汤温暖中气，中气温则清阳自升，浊阴自降。阳升则泄泻可止，阴降则胸胀可除。惟芍药收敛津液，使阳气煦之，而血自长矣，果大获效。

一产后四十日，大便三四日一解，燥急，身微热，宜用补中益气汤加枳壳，见咳嗽加当归亦可。

一产妇中气太虚，胸前结硬如石，痛不可当。此阳气不足，阴火在上。若用清凉克伐，则中气愈虚。惟用附子理中汤，单单温中，候中气生发，渐渐上升，冲开肺窍，则阴火自降。直待伤风咳嗽，方得痊愈。盖阴火上升，肺窍填塞，阳气上达于肺，痰气散动，有似于伤风也。若止吐痰，阳气仅达于胃，未达于肺，犹未为痊愈焉。

一新产妇，用干姜、肉桂、人参、甘草、玄胡索，初服甚快，至夜半，口干舌燥，鼻中热气出，里急后重。众疑其成痢，不知中气温暖，邪火上散，盖肺与大肠相为表里，鼻为肺窍，热出于鼻，是热气上行而未结于大肠，虽里急后重，知其必不成痢，用调中益气汤二剂而愈。

一妇产后，六脉洪大，中气太虚，大补气血汤。

泔芪炒　白茯七分　人参　肉桂各三分　炙草　白术　桂　芍
当归　陈皮各五分　黑姜四分

补脾养血丸

白茯　薏仁炒　砂仁炒　山药炒，各二两　炙草　归身　桂
芍各一两　黑姜　木香各五分

上药，共为末，老米糊丸。空心，清米汤下。

一妇产后，将半月，头痛。此中气不足，补中温肺汤。

赤茯苓　白芍各一钱　肉桂　甘草　人参　蔓荆子　白茯　猪苓各五分　川芎　干姜　细辛各三分　泽泻七分

姜煎，服二剂，去川芎，加人参五分。

大便不禁，十全不愈，以其有归也。

一产后痢疾，以致胸前饱闷，痰多，腹胀，痢不止，饮食减少，下午潮热。服温中补脾汤，渐愈。但痰多，数日不吐，觉气喘，满闷，一吐又连日，至宽快而后已。腹中时顺，时不顺。每日午热，暴汗出乃止，又或半月十日，浑身骨节俱痛，眼骨头骨，及上半身俱痛。此因产后痢疾，前阴损脱，而后阴之脱又随之。作痢治，益虚其虚。幸六脉弦紧，尚可调理。日久不愈，阳气尚未上升，若转伤风，咳嗽，似疟非疟，病可痊愈。补脾复元汤。

白术每两用丁香二钱煎汤炒　白茯各一钱　黄连一分　泽泻　桂　芍　半夏各七分　附子一片　黑姜三分　陈红　炙草　神曲各五分　木香一分，磨　姜　枣

一产后，遍身筋骨疼痛，头痛，发热。

当归　川芎　香附　白芷　前胡　红花　紫苏各一钱　生地　羌活　肉桂各八分　柴胡一钱五分　水二盅　葱七茎　姜三片　枣三枚　酒一盅　童便一盅

空心服。

一产后作泻，腹满，中气太虚，肺气下陷，温中益气升阳汤。

泔芪一钱　白术一钱　人参　炙草　干姜各五分　白茯七分　防风三分　陈皮三分　姜　枣

一产后失调理，将八九月。咳嗽，午后寒热，脾胃不健，

六脉俱弦，气血两虚，升阳退火汤。

蜜芪　白术各七分　人参　炙草　陈皮各五分　黑姜　升麻　柴胡各三分　五味十一粒　木香二分　姜　枣

服十余帖，热退，去升麻，加白茯一钱、半夏五分，多服尤效。

一妇产后恼怒，致有心口痛病，每犯郁气即发。端午劳碌，兼恼怒，痛起，饮热烧酒，数杯而愈。平时，气或上或下，饮姜汤一碗，则气坠下，以为绞肠沙也。服阴阳水，吐出苦水，气复上通，稍觉可忍。再越一日，又觉腰背痛甚，大小便不通。时值酷暑，昏迷欲绝。下午间，或发热，两足冰冷，饮食不贪。如此半月，稍觉腹中而痛，终未痊愈，精神疲，又胸前腹后，小腹痛。此病得之，郁怒伤肝，金衰不能平木，脾土太虚，故诸病重出，用补脾益肺平肝汤。

半夏姜汁炒　酒芍　当归酒洗，一钱　肉桂　沉香磨，各二分　五味碎，三分　杜仲姜汁炒　故纸炒研，七分　熟地姜汁炒，五分　生姜三片　大枣三枚

煎服。调理十全大补汤。

蜜芪　白茯　杜仲盐水炒七分　人参　当归酒洗　酒芍各一钱　甘草　陈红　小茴各五分　肉桂三分　青皮二分　熟地一钱　姜　枣

空心煎服。